Ateliers
RENOV'LIVRES S.A.
2001

NOUVEAUX ÉLÉMENTS

D'HYGIÈNE

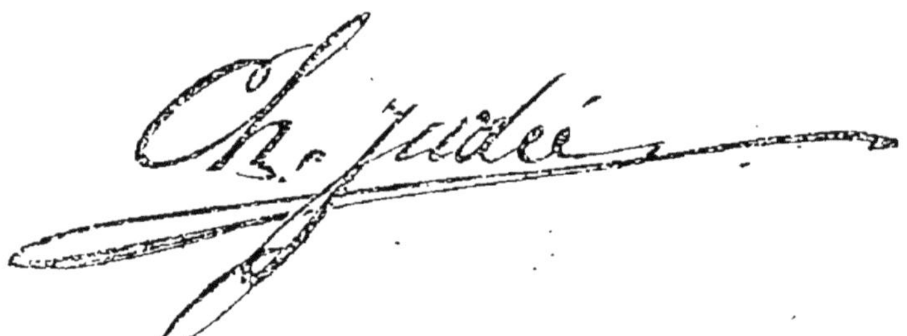

NOUVEAUX

ÉLÉMENTS D'HYGIÈNE

MIS A LA PORTÉE DE TOUT LE MONDE

Par Ch. JUDÉE

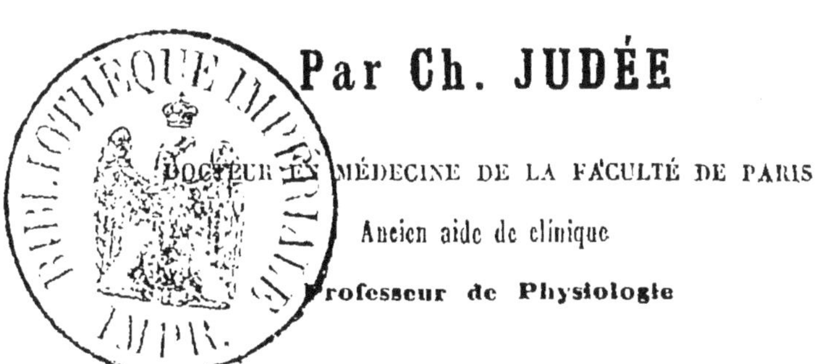

DOCTEUR EN MÉDECINE DE LA FACULTÉ DE PARIS

Ancien aide de clinique

Professeur de Physiologie

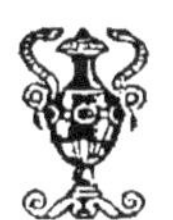

AMIENS

TYPOGRAPHIE DE CARON ET LAMBERT

PLACE DU GRAND-MARCHÉ

1857

A LA MÉMOIRE DE MA MÈRE.

A Mr Baillarger

Témoignage de reconnaissance

et d'affection.

CH. JUDÉE.

PRÉFACE.

Chers Lecteurs,

Je désirerais, pas pour moi, car au lieu de m'inquiéter, cela m'intéresse de voir ce grand colosse que l'on appelle société, s'agiter à chaque instant et se demander s'il vit, mais pour vous, que vous fussiez tous des ignorants, que vous ne sussiez même pas lire, je suis persuadé que vous seriez plus heureux. Mais puisque l'on veut que vous soyez instruits, soyez le complètement; c'est peut-être le seul remède que l'on puisse apporter à la triste position que l'on vous a faite.

C'est dans ce but que je publie aujourd'hui ces éléments d'hygiène; je me suis efforcé de vous y être utile autant que possible. J'ai été obligé de faire des emprunts nombreux à toutes les sciences; car, en résumé, l'hygiène, c'est l'histoire de chacune d'elle, en ce qu'elle peut être nécessaire à la conservation de l'homme.

Par conséquent, j'ai été forcé souvent de traiter des questions assez ardues et avec lesquelles mes lecteurs, malgré leur savoir, sont en général peu familiers. Cependant, j'ai tâché de me rendre aussi clair que possible, et chaque fois que je me suis servi d'un mot technique, j'ai eu bien soin d'en donner immédiatement la signification; de sorte qu'avec un peu d'attention, je crois que la lecture de ce travail sera assez facile pour tout le monde.

Les questions qui m'ont paru peu intéressantes, je ne les ai pas beaucoup approfondies, et je me suis contenté de faire de nombreux emprunts à des ouvrages qui se trouvent dans les mains de tout le monde. Je veux parler des TRAITÉS D'HYGIÈNE de MM. *Michel Levy* et *Becquerel* ; pour celles qui m'ont semblé présenter des conditions inverses, je ne me suis pas contenté de cela, je les ai étudiées sérieusement, et c'est après ce travail préalable que je les ai traitées. Je me suis, de plus, dans ces dernières, mis autant que possible à la hauteur de la science, en me rappelant toutefois à qui j'avais l'intention d'adresser cet ouvrage.

J'ai donc l'espoir que si un certain nombre de chapitres fatiguent le lecteur, ceux qui pourront le dédommager seront en assez grand nombre pour le forcer à continuer sa lecture jusqu'au bout.

Paris, ce 20 décembre 1855.

TRAITÉ
D'HYGIÈNE.

DÉFINITION.

L'hygiène est la science qui enseigne à l'homme l'action des différents modificateurs fournis par la nature et la mesure dans laquelle il doit en faire usage.

D'autres l'ont définie différemment et ont dit que l'hygiène était la science qui avait pour but la conservation de la santé.

Enfin, on a dit que c'était celle qui traitait de la santé sous le double but de sa conservation et de son perfectionnement. Toutes ces définitions sont assez justes, mais sans contredit, c'est la première qui rend le mieux compte de ce que l'on doit entendre par hygiène.

Cette science est d'une utilité capitale; elle est plus nécessaire peut-être que la médecine elle-même, car elle a pour but, non de guérir, ce qui est souvent très-difficile mais de prévenir les maladies, ce qui vaut beaucoup mieux. Elle demande des connaissances étendues et qui embrassent à proprement parler toutes les sciences. L'hygiène fait en effet de nombreux emprunts à la physiologie, à l'anatomie, à l'histoire naturelle, à la chimie et à la physique, enfin à la médecine elle-même; c'est avec leurs débris que cette science a été constituée.

Elle peut être divisée en deux parties: une première qui étudie l'homme lui-même considéré à l'état isolé, une autre au contraire où on l'examine en société; la première s'appelle hygiène privée, la seconde hygiène publique. Bien que dans le cours de ce travail nous puissions parler de l'hygiène publique, notre intention cependant est principalement d'étudier l'hygiène privée.

DE L'HYGIÈNE.

Division. On doit diviser l'hygiène en deux parties bien distinctes: dans la première, on étudie l'homme en lui-même et à l'état de santé, dans la seconde, on examine les différents agents qui peuvent avoir de l'influence sur lui.

Cette seconde partie, la plus importante, doit être subdivisée en plusieurs sections qui ont reçu dans la science des noms tirés du latin que je conserverai pour simplifier. La première, celle où l'on étudie les différents agents dont l'homme se trouve entouré de toutes parts, a reçu le nom de *circumfusa*, du verbe latin *circumfundere*, qui veut dire entourer; la deuxième, de *applicata*, du verbe latin *applicare*, qui veut dire appliquer, parce qu'on y étudie principalement les différents vêtements dont l'homme se couvre. Vient la section des aliments ou *ingesta*, à laquelle il faut annexer l'étude des condiments, c'est-à-dire des substances qui sont destinées à faciliter la digestion des aliments. La quatrième section a reçu le nom de *gesta*, parce que, dans cette dernière, on considère l'homme en mouvement et que *gestare* en latin veut dire porter. La cinquième se compose des *percepta*, c'est celle où se fait l'étude des phénomènes sensitifs, intellectuels et moraux. La sixième classe comprend les *genitalia*, c'est-à-dire les choses qui se rapportent à la grossesse, à l'accouchement et à la lactation.

PREMIÈRE PARTIE.

CHAPITRE Ier.

ÉTUDE DE L'HOMME A L'ÉTAT DE SANTÉ.

La première chose que l'on doit se demander c'est de savoir ce qu'il faut entendre par l'état de santé.

La santé, suivant la définition généralement admise, est l'exercice régulier de toutes les fonctions. Toutes les fois qu'une d'entre elles marche plus ou moins mal, il y a dérangement de la santé; aussi, pour constater cet état, est-il indispensable d'examiner dans toutes leurs parties les fonctions et de rechercher si parmi une de ces dernières il existe la moindre altération.

Il faudra donc examiner premièrement par la vue, par l'ouïe, par le toucher et l'odorat, et par les réponses du malade ou de la personne soupçonnée telle, si l'on ne rencontre pas quelques altérations anatomiques.

On doit ensuite voir si les produits qui sont le résultat du jeu des fonctions ne présentent rien de particulier et si ces fonctions elles-mêmes marchent régulièrement.

Enfin, les manifestations intellectuelles et morales doivent être étudiées, et leur examen toujours assez difficile, conduit souvent à des résultats importants. Quand, après cet examen, on n'aura reconnu dans l'homme aucune modification, il sera permis d'en conclure que la santé est complète.

Cette dernière peut se présenter sous des aspects différents; cela dépend : 1° de l'*âge*, 2° du *sexe*, 3° du *tempérament* et de la *constitution*, 4° de l'*idiosyncrasie*, c'est-à-dire de la prédisposition qu'ont certains individus à être influencés par des causes qui n'en sont pas pour le plus grand nombre des hommes, 5° de l'*hérédité*, 6° des *habitudes*, 7° des *races*, 8° enfin des *professions*.

Nous allons examiner chacune de ces choses en particulier.

CHAPITRE II.

DES AGES.

On désigne sous le nom d'âges, les différentes époques dont se compose la vie. Généralement on la divise maintenant en enfance, adolescence, âge viril, âge mûr, vieillesse et décrépitude.

L'enfance elle-même a été subdivisée en deux parties, en première et deuxième enfance; mais toutes ces divisions sont loin d'être physiologiques, et l'on ne comprend pas comment elles ont été conservées jusqu'à ce jour. Il serait possible, je crois, d'en faire une autre plus naturelle, car elle serait établie d'après les différences éprouvées à chaque période de la vie.

Dans cette dernière, nous aurions une enfance divisée aussi en deux périodes comme dans les autres divisions, mais la première s'étendrait depuis la naissance jusqu'à l'époque de la terminaison complète de la seconde dentition ; la deuxième au contraire, depuis ce moment jusqu'à l'époque de la puberté.

Tant que la faculté de procréer subsisterait, nous aurions affaire à la puberté qu'il serait peut-être mieux d'appeler âge viril. Mais dès que cette faculté cesserait d'exister, l'homme deviendrait un vieillard; de sorte qu'il n'y aurait en résumé dans la vie que trois périodes bien distinctes: une première, s'étendant depuis le jour de la naissance jusqu'à la puberté et constituant l'enfance; une deuxième, s'étendant depuis cette époque jusqu'au moment de la perte des fonctions génitales que j'appellerai virilité, et une dernière à laquelle je donnerai le nom de vieillesse.

En faisant l'histoire des âges, je maintiendrai cette division qui nous permettra d'étudier d'une manière plus exacte les phénomènes propres à chaque période de la vie.

§ I.

Époque de la Naissance. — Enfant nouveau-né.

On pourrait cependant admettre une quatrième période, celle qui se compose de tout le temps compris entre la naissance et la chute du cordon. On est d'autant plus porté à admettre cette dernière, qu'à cette époque l'enfant présente des phénomènes assez importants et que l'on ne rencontre que dans cet âge de la vie. Cependant on peut facilement le ramener à l'enfance ; de sorte que l'enfance se trouverait avoir trois périodes au lieu de deux.

Nous allons donc étudier ce qu'on observe à cette époque, qui ne dure généralement jamais plus de cinq à six jours.

La surface cutanée, les organes des sens qui sont en contact avec les eaux de l'ammios, se trouvent en rapport avec un nouvel agent, l'air atmosphérique qui peut agir alors comme corps irritant et déterminer des accidents.

Les poumons qui jusqu'alors n'avaient pas fonctionné, se gonflent enfin sous l'influence de l'air qui leur arrive par la trachée ou conduit de l'air; le sang ne tarde pas à se charger d'oxygène, l'acide carbonique à se former; d'où production de chaleur, ainsi que nous l'expliquerons plus loin.

Les fonctions digestives commencent aussi à cette époque à fonctionner, et les parois de l'estomac principalement sont irritées sous l'influence des substances introduites dans l'intérieur du canal alimentaire.

Des agents tous nouveaux viennent donc réagir sur trois variétés de membranes qui, d'une sensibilité en général très-grande, le sont encore beaucoup plus à cause des conditions dans lesquelles elles se trouvent placées. Il en résulte pour chacune de ces surfaces des affections assez graves.

Pour la peau, par exemple, nous en avons deux qui sont : 1° L'*ictère* des nouveau-nés, 2° l'endurcissement du tissu cellulaire désigné encore sous le nom de *sclérême*.

L'*ictère* des nouveau-nés semble ne pas être causé par une affection du foie ou de la vésicule de la bile mais être tout simplement le résultat de l'exagération de la teinte que les enfants nouveau-nés offrent à leur naissance. Quoi qu'il en soit, il indique un état général grave, et le plus souvent les enfants qui présentent cette coloration meurent.

Le *sclérême* ou *endurcissement* cellulaire a été regardé par un certain nombre de médecins comme idiopathique, c'est-à-dire comme ne reconnaissant pas de causes; cependant, souvent il n'en est pas ainsi, et dans un assez grand nombre de cas on a trouvé des altérations des reins appelées vulgairement rognons, altérations qui expliqueraient parfaitement cet œdème.

Souvent aussi les membranes de l'œil sont le siége d'inflammations extrêmement graves et pouvant déterminer la perte de l'œil. L'opthalmie purulente qui présente ce haut degré de gravité est malheureusement très-fréquente chez les enfants nouveau-nés.

Si nous passons aux membranes internes, nous trouvons des altérations diverses, principalement des bronchites, des pneumonies se développant surtout sous l'impression du froid.

Sous l'influence de l'acidité du lait, la surface des voies digestives et celle de la langue principalement se couvrent d'un dépôt blanchâtre désigné sous le nom de muguet et accompagné parfois d'une diarrhée très-abondante, mettant souvent la vie des enfants en danger.

Tous les médecins ne sont pas bien d'accord sur la nature de ce dépôt. Les uns pensent qu'il est le résultat d'une fausse membrane, d'autres, au contraire, disent qu'il est dû au développement d'espèces de petits champignons, plantes appartenant à la famille des cryptogames. Du reste, ces détails sont peu intéressants, mais ce qui l'est beaucoup plus, c'est de savoir que cette maladie, souvent de peu d'importance, peut aussi être l'indice d'un état général extrêmement grave; ce qui existe toujours lorsque le muguet s'accompagne de diarrhée.

La calorification se fait très-mal chez l'enfant, et le moindre froid détermine très-promptement un abaissement de température. Chez l'enfant nouveau-né, cet abaissement est souvent si considérable, qu'à lui seul il peut déterminer sa mort, et c'est même ainsi qu'un grand nombre meurent; ce qui explique comment il se fait que le plus souvent le médecin appelé à examiner le corps de l'enfant ne trouve aucune altération pour expliquer sa mort.

Tout ce qui précède doit fortement engager les parents à avoir le plus grand soin de leurs enfants, à ne pas les exposer aux variations atmosphériques, à les maintenir au contraire autant que possible à l'abri de ces agents et à les prémunir surtout contre le froid.

Mais je dois faire remarquer que ce n'est pas seulement en enveloppant bien un enfant, en le tenant dans un appartement convenablement chauffé, qu'on maintiendra sa température, mais encore en ayant soin de lui donner suffisamment à manger. Chaque fois en effet que l'alimentation ne sera pas suffisante, il se refroidira, quelle que soit du reste l'élévation de la température ambiante. Cette donnée est très-importante à connaître et permet aux parents de juger si leur enfant est ou n'est pas nourri.

§ II.

Enfance.

Nous arrivons à l'enfance. Elle peut être divisée, ainsi que l'a fait M. Becquerel, en deux périodes : une première, qui dure tant que la lactation persiste, et une autre qui s'étend depuis l'âge de quatorze ou dix-huit mois, époque ordinaire de la cessation de la lactation, jusqu'à la puberté.

De la première enfance. — Pendant cette période comme pendant la seconde du reste, l'assimilation l'emporte de beaucoup sur la décomposition. Mais ce qu'il y a d'important à noter, c'est que les choses sont alors disposées de manière à ne pas permettre un exercice facile des fonctions. La nature heureusement a imaginé un liquide qui remédie à ces graves inconvénients et auquel on a donné le nom de lait.

Cette substance qui renferme tous les principes nutritifs était à cet âge indispensable à l'entretien de la vie; car, non-seulement l'enfant possède des organes ne fonctionnant que très-imparfaitement, mais encore il lui en manque, comme les dents, par exemple.

Plus loin, en parlant des aliments, nous ferons l'histoire du lait; cependant ici nous ne pouvons pas nous dispenser de dire qu'il entre dans sa composition tous les éléments qui doivent servir à la réparation des organes, et à la production de la chaleur animale.

Ce liquide si utile peut cependant, sous l'influence de causes peu connues, devenir la source d'accidents graves caractérisés principalement par des vomissements et des diarrhées rebelles. Quand ces symptômes persistent un certain temps, ils donnent naissance à un ramollissement de la muqueuse stomacale et intestinale.

Ces accidents quelquefois surviennent lorsque l'enfant est nourri par sa mère, mais ils s'observent beaucoup plus fréquemment chez ceux nourris au biberon; de sorte qu'il ne faut avoir recours à ce mode d'alimentation qu'à la dernière extrémité.

Quand donc la mère ne peut pas donner le sein à son enfant, elle est obligée d'avoir recours à une nourrice. Il est nécessaire que la femme destinée à remplir cet office n'ait pas plus de trente ans; elle doit être forte et présenter tous les signes d'une santé florissante.

Dans certains ouvrages où sont traitées ces questions, on trouve qu'il faut rechercher aussi des nourrices d'un caractère doux, d'une humeur égale, présentant enfin le plus de qualités morales possibles, parce que l'on suppose qu'elles peuvent les transmettre à leur nourrisson. Mais il n'en est rien; cependant il sera toujours préférable de se servir de semblables nourrices, attendu que ce sont des qualités ajoutées aux autres, et si ces dernières ne peuvent pas être transmises à l'enfant par l'intermédiaire du lait, elles empêchent que ce dernier ne soit modifié à chaque instant d'une manière toujours dangereuse pour la santé de l'enfant.

Une question que l'on doit encore examiner ici est de

savoir s'il est préférable de prendre une nourrice chez soi ou hors de la maison. La réponse à une semblable demande n'est pas difficile. Sans contredit, il est beaucoup mieux de l'avoir chez soi : lorsqu'on laisse un enfant chez une nourrice, cette femme le plus souvent continue à allaiter le sien ; par conséquent elle se trouve avoir à nourrir deux enfants. Lorsque cette dernière est très-forte, il n'y a pas grand mal, mais il n'en est pas toujours ainsi, et puis il y a une chose très-importante à se rappeler, c'est que l'on ne peut pas affirmer si une femme, se trouvant du reste dans de très-bonnes conditions de force et de santé, pourra supporter l'allaitement sans éprouver beaucoup de fatigue.

Chez un certain nombre de femmes, il n'est pas rare de les voir s'affaiblir considérablement à la suite de l'allaitement et se développer des affections qui ne tardent pas à les conduire à la mort. Mais en supposant que la femme fût de force à supporter cette double fatigue, on peut se demander si elle ne donnera de préférence le sein à son enfant, chose toute naturelle et que l'on ne peut empêcher. Il en résulte donc pour le petit étranger une nourriture souvent trop peu abondante et qui ne tarde pas à déterminer de graves accidents, souvent même la mort.

Lorsqu'au contraire, on a la nourrice sous les yeux, on voit parfaitement dans quel état elle se trouve ; on s'aperçoit si sa santé s'altère, si enfin elle supporte parfaitement l'allaitement ; de plus, dans ces cas, le plus souvent elle laisse son enfant à la campagne pour nourrir celui qu'on lui offre, ce qui lui permet de se fatiguer beaucoup moins.

Comme on voit, les avantages sont énormes, et lorsqu'une personne ne peut nourrir son enfant, non pas à cause de sa position, mais à cause de la faiblesse de sa santé, le seul cas que je regarde comme demandant l'emploi d'une nourrice, il faut qu'elle sache faire toujours assez de sacrifices pour conserver son enfant auprès d'elle.

J'arrive à un point très-important, celui de savoir à quelle époque on doit sevrer un enfant. Cette question jusqu'à présent n'a pas été traitée, que je sache, d'une manière très-complète; cependant elle intéresse à la fois la mère et l'enfant. Je l'ai déjà dit plus haut, chez un grand nombre de femmes, l'allaitement affaiblit toujours beaucoup et devient la cause de graves maladies; il faut donc pour les mères faire cesser le plus promptement possible cet état. Plus vite l'enfant sera sevré, mieux cela vaudra pour elle; quant à l'enfant, il se trouve généralement très-bien du lait, et il s'en contente parfaitement jusqu'à l'âge de deux ans, pourvu qu'on lui en donne en quantité suffisante. Mais si l'enfant peut s'alimenter jusqu'à cette époque avec du lait seulement, il peut aussi se nourrir de substances alimentaires bien auparavant, surtout si l'on a pris la précaution de l'y habituer de bonne heure; il ne faut cependant pas tomber dans l'extrême opposé et donner des aliments à des enfants n'ayant seulement que quelques mois, car alors on voit survenir principalement la diarrhée qui, parmi les accidents produits par cette cause, est le moins grave mais aussi le plus fréquent.

La nature du reste indique d'une manière assez claire quand il faut y avoir recours : c'est au moment où les premières dents ont paru ou sont sur le point de paraître, vers les six mois environ; on peut alors commencer à donner à l'enfant des aliments autres que le lait; un peu de bouillie très-légère, par exemple. Cependant il ne faut pas trop s'y fier encore, et il y a des enfants chez lesquels il est impossible de commencer si tôt ce genre d'alimentation ; ce n'est que par tâtonnements, en étudiant les phénomènes qui surviennent à la suite de leur emploi, qu'on peut les donner. Quelquefois en effet ce n'est qu'à huit ou neuf mois qu'on doit seulement en commencer l'usage.

Suivant que les enfants s'y habituent, plus tôt ou plus tard, il faudra cesser l'allaitement ; on peut établir d'une manière générale, qu'à l'âge de douze mois on peut les sevrer ; chez ceux qui sont faibles, cette époque est un peu prématurée, et il est plus sûr de continuer l'allaitement jusqu'à l'âge de quinze mois.

Tous ces faits, fruit de l'observation, doivent être le sujet de profondes méditations de la part des mères qui aiment leurs enfants; de toutes par conséquent, car toutes les aiment et ne craignent pas de donner jusqu'à la dernière goutte de leur sang pour conserver la vie à des êtres qui souvent, lorsqu'ils sont plus âgés, se font un jeu de leurs souffrances. Mais les malheureux! qu'ils se rappellent bien que s'il y a quelque chose au monde que l'on doive respecter et aimer, c'est une mère!

L'absorption est très-active; aussi, lorsqu'il survient par hasard le moindre trouble de ce côté, on voit bientôt arriver une émaciation et un affaiblissement rapide.

L'absorption ne se faisant pas ou se faisant mal, la réparation ne peut avoir lieu, et par conséquent on comprend tout de suite comment se produit cette émaciation qui, lorsqu'elle se prolonge quelque temps, ne tarde pas à amener la mort de l'enfant.

C'est pendant cette période de la vie que les dents commencent à se développer. Ces organes apparaissent ordinairement au sixième mois, et leur développement complet ne se termine pas avant le vingt-quatrième ou le trentième mois. Le nombre de ces dents qui sont appelés dents de lait est seulement de vingt.

Pendant tout le cours de leur développement, l'enfant est souvent maladif; quelquefois il survient un peu de salivation, de perte d'appétit, quelquefois aussi des vomissements et de la diarrhée. Mais ce qui s'observe le plus souvent, ce sont les convulsions qui revêtent à cette époque une intensité capable d'amener la mort en très-peu de temps.

Lorsque l'on en observe pendant cet âge de la vie les symptômes, il faut avoir recours au médecin; ce qui se passe alors ne regarde plus l'hygiène, mais bien la médecine.

§ III.

Deuxième Enfance.

Si nous examinons chaque fonction en particulier, nous trouvons un travail digestif se faisant avec une activité extrême. Les enfants à cet âge sont très-gloutons; il en résulte des indigestions qui souvent ne présentent du reste rien de grave.

C'est à cette époque qu'il importe surtout de leur faire suivre, sous le rapport de l'alimentation, un régime très-régulier; c'est, faute de cette précaution et à cause aussi d'un vice dont nous entretiendrons plus loin le lecteur, que la moitié du genre humain est rongée par des affections d'estomac désignées sous les noms de gastrite, de gastralgie, etc.

La respiration aussi est extrêmement active. Une grande quantité d'air arrive pendant un laps de temps peu considérable dans l'intérieur des organes respiratoires. Lorsque cet air est humide, plus ou moins putréfié, il détermine une affection très-grave qui existe assez communément et à laquelle on a donné le nom de scrofule. C'est assez dire combien il importe de ne pas laisser les enfants dans des lieux bas et humides;

combien au contraire, l'air pur et abondant leur est indispensable. Ce que j'avance ici n'est pas seulement une façon de penser, mais c'est un fait parfaitement démontré par les observations de Baudelocque, auteur de travaux remarquables à ce sujet.

L'absorption aussi est très-active, ce qui explique encore comment il se fait que les maladies contagieuses telles que la rougeole, la scarlatine et la petite vérole soient si fréquentes.

D'après ce qui précède, il est facile de voir combien il est important que la nourriture soit abondante et réparatrice. Cependant, l'estomac des enfants n'est pas très-développé, on doit remédier à ce défaut par un artifice auquel ils ont du reste tous naturellement recours : il faut leur donner peu à manger, mais souvent. A cet âge, l'enfant complètement abandonné à ses penchants, passerait sa vie à faire deux choses, manger et dormir.

Vers l'âge de sept ans, de nouvelles dents viennent s'ajouter aux anciennes et fortifier la mâchoire. Bientôt après, commence à s'effectuer la chute des premières, qui sont remplacées par les dents permanentes ; enfin, à l'âge de douze ans, apparaissent les quatre grosses molaires, ce qui fait en tout vingt-huit dents.

C'est dans cette période de la vie, vers l'âge de sept ans, que l'intelligence commence aussi à se développer. L'enfant, jusque-là, n'a obéi qu'à ses instincts ; à partir de cette époque, il commence à comprendre ce qu'il doit faire et ne pas faire, il a enfin conscience de lui-même.

§ IV.

De la Virilité.

Vers l'âge de quinze ans, les premiers signes de la puberté commencent à apparaître ; cependant cela est variable et dépend des individus. Beaucoup de personnes en effet ne le sont que plus tard, d'autres, au contraire, sont très-précoces sous ce rapport. Cela dépend aussi du milieu dans lequel on vit et ceci est très-important à noter : ceux qui mènent une existence tranquille, qui ne sont pas en butte à des excitations de tous genres, voient les signes de la puberté apparaître bien après ceux qui se trouvent placés dans des conditions opposées. C'est assez dire combien il est nécessaire pour la tranquillité des familles d'éloigner de leurs enfants toutes causes capables de réveiller en eux des passions qui finiront toujours par se faire jour, mais à une période plus avancée de la vie, lorsqu'ils sont plus à même de comprendre ce qu'ils font et de savoir se conduire.

Il faut que les parents un peu faciles, et il y en a malheureusement beaucoup, se persuadent bien que lorsque l'on défend à leurs enfants certaines lectures, certains plaisirs, certaines fréquentations, ce n'est pas pour détruire en eux ce qu'ils peuvent avoir de poésie, de délicatesse de sentiments; mais c'est pour permettre le développement des passions le plus tard possible, de manière à ce que, lorsqu'elles éclateront, l'homme ou l'adolescent, si vous le préférez, soit en état d'y mieux résister ou d'en user raisonnablement. Aussi les personnes, que l'on cherche toujours à anéantir, parce qu'elles prêchent la vertu et en résumé le bonheur, ne peuvent s'empêcher de gémir des vaines déclamations de ces fameux philosophes, de ces écrivains illustres qui manquent complétement d'intelligence s'ils se récrient de bonne foi ou qui, dans le cas contraire, sont les êtres les plus méchants que la terre ait portés.

Quant à faire l'histoire de l'homme arrivé à cette période de la vie, ce n'est pas le lieu ; plus loin, en parlant des tempéraments, nous ferons ce travail, nous nous contenterons seulement ici d'étudier la taille et le poids à cette époque, étude qui pourra nous fournir quelques données intéressantes, ainsi que nous allons le voir.

D'abord, on regarde la croissance comme complète à l'âge de vingt ans. Eh bien! il n'en est rien, et il est permis, d'après un grand nombre de travaux, de ne regarder cette dernière comme complète qu'à l'âge de trente ans.

Ainsi, en étudiant la moyenne de la taille à vingt ans, on trouve 1m 665; à vingt-cinq ans, 1m 675; à cinquante ans, la taille diminue considérablement, et la moyenne, au lieu d'être 1m 675, n'est plus que 1m 665. Passé cette époque, la diminution de grandeur devient beaucoup plus considérable et l'homme peut perdre jusqu'à sept centimètres.

Mais sa taille pour s'amoindrir n'a pas besoin des années: il suffit d'une fatigue excessive pour la voir diminuer et diminuer de beaucoup. Les conscrits, quand il leur manque peu de chose pour avoir la taille, emploient cet expédient afin de se faire exempter du service militaire.

Des recherches sur le poids de l'homme ont été faites par M. Quetelet, et voici les résultats auxquels il est arrivé: Pour l'homme adulte, le poids moyen est de quarante-sept kilogrammes, et de quarante-deux pour la femme.

Immédiatement avant la puberté, l'homme et la femme présentent ceci de singulier qu'ils ne pèsent que la moitié de ce qu'ils pèseront après leur développement complet, à l'âge de quarante ans, par exemple.

CHAPITRE III.

VIEILLESSE.

Dans la vieillesse, le mouvement de décomposition l'emporte sur celui de composition. Jusqu'à présent, au contraire, il lui avait été égal ou bien supérieur, ainsi que cela se passe chez les adolescents.

On trouve aussi à cet âge des altérations singulières et pourtant presque constantes qui sont l'oblitération et la cartilaginification des artères qui sont la source d'affections graves, et entre autres de l'œdème, du ramollissement du cerveau, et de la gangrène senile.

Chez les vieillards, il y a aussi raréfaction du tissu pulmonaire : il en résulte le plus souvent une suractivité de ce qui reste, de là une sorte de congestion de ces organes; ce qui explique comment on voit si souvent survenir chez ces derniers ces pneumonies pour lesquelles l'art est le plus souvent complètement inutile et qui enlèvent un si grand nombre de vieillards.

A cette époque, les organes génitaux cessent de fonctionner, et c'est pour cette raison que j'ai cru devoir diviser la vie en trois grandes périodes ou âges : la première se composant du temps pendant lequel l'homme n'est pas encore apte à procréer; la seconde, de celui pendant lequel il jouit de cette propriété au plus haut degré; et enfin la troisième, de celui pendant lequel il cesse complètement d'en jouir.

Ces organes qui ne fonctionnent plus sont le siége d'affections nombreuses qui tiennent toutes au progrès de l'âge; ces affections incommodent beaucoup les vieillards, et leur rendent cette époque dela vie extrêmement pénible.

C'est aussi à ce moment que commence l'affaiblissement des facultés intellectuelles qui va toujours en progressant, de sorte que, sous tous les rapports, l'expression vulgaire qui consiste à dire que les vieillards tombent en enfance, est parfaitement vraie.

CHAPITRE IV.

§ I.

De la Mort.

La mort est la cessation de la vie. Cette définition, qui, en somme, n'en est peut-être pas une, est cependant la meilleure que l'on puisse donner.

Il s'agit maintenant de savoir ce que c'est que la vie.

Le corps humain peut être comparé à une machine excessivement ingénieuse, fonctionnant tant qu'aucun trouble ne vient à être apporté dans ses rouages, mais cessant d'agir dès que ce trouble existe et persiste pendant quelque temps; la vie alors abandonne la machine. Ainsi la vie et le jeu de la machine sont deux choses parfaitement distinctes; la première vient pour ainsi dire prendre possession du corps quand elle le trouve en état de fonctionner; de sorte que, s'il était permis à l'homme de la faire marcher pendant un certain temps, il pourrait lui rendre la vie, c'est-à-dire la conscience de son existence, car si la vie vient à nous abandonner pendant quelque temps sans nous quitter entièrement, nous n'avons plus conscience de rien de ce qui se passe autour de nous.

Ainsi, l'être vivant se compose de deux choses bien distinctes : de la vie et d'une machine qui, dès qu'elle fonctionne, devient par cela même la propriété de la vie; ce qui conduit à regarder le corps et l'âme comme deux choses ne pouvant en résumé exister l'une sans l'autre; car l'âme qui est pour moi la vie, ne peut pas entendre, ne peut pas voir, ne peut pas parler, si elle n'a pas des organes pour exécuter ces phénomènes. Aussi que trouve-t-on dans les actes des apôtres? Ce paragraphe : *Je crois à la résurrection des morts.* Je vois que je vais trop loin, mais j'ai voulu prouver que la science vient confirmer complétement ce que la religion nous enseigne, et indiquer ainsi au pauvre naufragé qui veut son salut, une nouvelle voie de sauvetage.

Voyons maintenant, pourquoi nous mourons. Mais nous l'avons déjà dit : nous mourons, parce que nos organes ne fonctionnent plus ou fonctionnent si mal qu'ils ne permettent plus au corps de se renouveler, et par conséquent de réparer les pertes que fait sans cesse la charpente humaine.

Il n'est pas nécessaire, pour que la mort se produise, que ces altérations soient appréciables à nos sens; quelquefois elles n'existent pas ou existent seulement pour les fluides et surtout pour les fluides nerveux, ce qui explique comment, lorsque l'on examine à leur mort le corps d'un grand nombre de personnes, on ne trouve aucune altération.

Ainsi, lorsque l'on meurt, on meurt toujours pour quelque chose; et le vieillard qui s'en va sans avoir été malade, meurt parce que la faiblesse de ses organes ne permet que la production de liquides tout-à-fait imparfaits, ne jouissant pas des qualités nécessaires à l'entretien de sa vie.

---

§ II.

Des Signes de la Mort.

Voici les douze signes, indiqués d'après leur degré d'importance, qui sont regardés comme ceux d'une mort certaine :

1° L'absence prolongée des battements du cœur, constatée par l'auscultation.

2° La face cadavérique.

3° La coloration de la peau qui devient terreuse.

4° La perte de la transparence de la main.

5° L'absence d'aréole et de phlyctène dans les brûlures de la peau.

6° L'immobilité complète des parois thoraciques.

7° L'absence du souffle nasal et buccal.

8° Le défaut d'action des sens et des facultés intellectuelles.

9° L'affaissement de l'œil et l'obscurcissement de la cornée par une toile gélatineuse.

10° L'immobilité du corps.

11° L'abaissement de la mâchoire inférieure.

12° La flexion du pouce dans le creux de la main.

Ceux qui se manifestent longtemps après la mort sont au nombre de cinq; ce sont : le refroidissement du corps; 2° la rigidité cadavérique; 3° l'absence d'irritabilité musculaire sous l'influence d'agents galvaniques; 4° l'affaissement des parties molles; 5° la putréfaction.

Mais tous ces signes sont véritablement de trop pour s'assurer positivement si quelqu'un est mort. La putréfaction d'abord, la cessation des battements du cœur, auxquelles on peut ensuite ajouter le relâchement simultané des sphincters et l'aspect du globe oculaire, suffisent.

CHAPITRE V.

§ I.

De la Population.

Plus un pays est heureux, et plus sa population est considérable. Tous les gouvernements ont donc toujours fait leurs efforts pour augmenter autant que possible le nombre de leurs habitants.

Un certain économiste anglais, appelé Maltus, s'est efforcé de démontrer, en ayant recours à des calculs malheureusement assez probants, que l'accroissement trop considérable de la population, au lieu d'être un bienfait pour l'humanité, n'était, en définitive, qu'une calamité. On a beaucoup crié contre cette opinion. Tout le monde s'est soulevé d'indignation; mais, en résumé, dans la classe aisée surtout, on s'est conduit d'après ces préceptes; ainsi, on agit de manière à n'avoir qu'un nombre déterminé d'enfants, dans la crainte de voir survenir la misère, chose qui ne peut manquer d'arriver, dans les conditions où se trouve maintenant placée la société. En effet, l'agglomération considérable des habitants dans les villes, la diminution des bras dans la campagne, sont précisément ce qu'il faut pour finir par rendre complétement vraie la loi de Maltus, qui pourtant fait frémir tant de personnes.

Les gouvernements devraient comprendre de semblables vérités et s'arranger de manière à diminuer autant que possible le nombre d'habitants des villes et à augmenter celui des campagnes. En faisant un peu moins pour les premières et un peu plus pour les secondes, l'équilibre finirait par s'établir et tout irait pour le mieux;

mais cette modification ne sera faite de longtemps, et je vais vous dire tout de suite pourquoi ! C'est parce que les gouvernements ou si vous voulez ses représentants habitent les villes, et qu'en travaillant pour elles, ils travaillent en définitive un peu pour eux ou pour les leurs.

Cependant si véritablement ils comprenaient leurs intérêts, ils devraient être plus favorables aux campagnes, car c'est dans les grandes villes que naissent toujours ces tourmentes qui finissent quelquefois par les renverser ; depuis un certain temps même elles semblent devenir si fréquentes, qu'à chaque instant, la société tremble pour son existence.

Ce n'est peut-être pas ici le lieu de traiter de semblables questions, mais elles tiennent beaucoup plus qu'on ne s'imagine d'abord à la question qui nous occupe et à l'hygiène toute entière; car cette science a pour but le bonheur matériel et intellectuel de l'homme.

Ainsi donc, avant d'aller plus loin, je reviens sur ce qui a été avancé plus haut, et je dis que l'accroissement disproportionné de la population, dans les conditions présentes, au lieu d'être utile, ne peut être que nuisible.

§ II.

J'arrive maintenant à la durée de la vie moyenne. Un fait qui est assez marquant pour être noté tout de suite, c'est l'augmentation de cette durée depuis un assez grand nombre d'années. Avant la révolution, elle n'était que de vingt-huit ans, depuis elle est montée à trente-trois.

On a invoqué trois causes pour expliquer cette augmentation de la longueur de l'existence : 1° le progrès de la vaccine, 2° l'extension de l'aisance, 3° enfin, les modifications nombreuses apportées dans l'hygiène des nations. On admet ces causes, mais en cherchant bien, on en trouverait certainement d'autres ; du reste cela est peu important, surtout au point de vue de l'hygiène ; aussi passerai-je outre.

La température de l'atmosphère où vit l'homme a encore de l'influence sur la durée de la vie. M. Benoiston, dans un savant travail, après avoir longuement discuté toutes ces questions, arrive au résultat suivant :

La carrière humaine dépasse souvent soixante-dix ans, rarement cent ans. Cependant, dans les pays froids, en Danemarck, en Suède et en Norwège, ce terme est atteint par un assez grand nombre de personnes, lorsqu'elles peuvent passer la trentaine. On observe quelquefois, mais beaucoup plus rarement, des résultats analogues dans certains départements du midi ; tous les climats, du reste, sont compatibles avec un âge avancé. Enfin, chose consolante, les conditions plus aisées de fortune, semblent n'avoir aucune influence sur la mortalité.

CHAPITRE VI.

§ I.

Des Sexes.

Si l'on examine les fonctions chez l'homme et chez la femme, on arrive à noter des différences tellement importantes, qu'il est nécessaire de les étudier dans l'un et l'autre sexe, si l'on veut se rendre compte des particularités propres à chacun d'eux.

La digestion se fait à-peu-près de la même manière chez l'homme et chez la femme. La respiration présente, au contraire, chez chacun d'eux, de nombreuses différences. Chez la femme, elle se fait principalement par l'élévation des côtes en haut; chez l'homme, au contraire, elle est presque complétement due à la contraction d'un large muscle, partageant la cavité du tronc en deux parties inégales, dont la supérieure est nommée thorax, l'inférieure abdomen. Le muscle lui-même est appelé diaphragme.

Si l'on se rappelle la grande fonction à laquelle toutes les femmes sont appelées, je veux parler de la reproduction de l'espèce, on s'explique parfaitement pourquoi la respiration est costale chez l'un, tandis qu'au contraire chez l'autre elle est abdominale.

En effet, si elle n'avait pas différé de celle de l'homme, il en serait résulté de graves inconvénients au moment de la grossesse, surtout vers les derniers temps de cet acte. La paralysie presque complète du muscle diaphragme par les organes contenus dans l'abdomen, aurait amené l'asphyxie. On voit donc que l'action des côtes était indispensable au jeu des fonctions.

La cage thoracique ou la cavité qui contient les poumons, est beaucoup plus petite chez la femme que chez l'homme; il en résulte que sa respiration est très-accélérée, semblable à celle de l'enfant. Son pouls aussi est plus actif que celui de l'homme; il est cependant important de faire remarquer que son cœur est moins volumineux que celui de ce dernier.

La composition de son sang diffère peu de celle de l'homme et ne présente rien de particulier à noter, si ce n'est une quantité de globules moins considérable. Ainsi, d'après M. Becquerel, la moyenne des globules, pour la femme, serait cent-vingt-sept, pour l'homme, au contraire, cent quarante-et-un.

La proportion d'albumine contenue dans le serum du sang, serait aussi un peu moins forte chez elle.

Il y a enfin un peu moins de matières grasses chez l'homme que chez la femme, mais la différence n'est guère sensible. Les sels sont au contraire en moins grande quantité chez la femme.

Chez le sexe féminin, le système nerveux est très-développé, et même à un tel point chez quelques femmes qu'il constitue une sorte d'état morbide qui rend leur existence très-malheureuse; elles sont toutes très-impressionnables. Les variations atmosphériques agissent sur elles et les font souffrir presque continuellement. Les chagrins qui le plus ordinairement ne leur manquent pas, viennent exagérer cette susceptibilité et augmenter encore leurs souffrances.

Ma mère, pendant tout le cours de sa vie, a présenté au plus haut degré cet état. L'existence pour elle a été un long tourment, et il lui a fallu toute la force de caractère dont elle était douée pour ne pas s'être laissé abattre.

Quelques auteurs ont pensé que cette propriété de la femme était due au volume plus considérable de la tête, et M. Parchappe est de ceux qui ont soutenu le plus cette opinion. Quoi qu'il en soit, cette susceptibilité nerveuse est extrêmement marquée et constitue un des plus tristes apanages du sexe féminin.

Son état de faiblesse générale, apporte dans sa peau et dans son système musculaire de nombreuses modifications. Ainsi, la peau de l'homme a une épaisseur beaucoup plus considérable que la sienne; la coloration en est aussi beaucoup plus foncée. Le système pileux, si l'on en excepte les cheveux, est presque nul chez la femme, il est au contraire très-développé chez l'homme. Quant aux muscles, ils sont aussi beaucoup moins forts et entourés d'une couche de tissu adipeux assez considérable, de sorte que, sous le rapport de la forme, le corps de la femme diffère beaucoup de celui de l'homme.

C'est surtout pour ce qui regarde les organes génitaux que les différences sont les plus nombreuses et les plus importantes. Sans entrer dans beaucoup de détails à ce propos, je dirai que leurs dispositions dans l'un et l'autre sexe tendent à conduire à des résultats opposés. Chez l'homme, en effet, les affections de ces parties se localisent; chez la femme, au contraire, elles se généralisent toujours; chez cette dernière aussi elles sont de beaucoup plus nombreuses; l'accouchement et ses suites, souvent très-graves, devaient le faire prévoir.

Mais de ce côté les sources d'affections ne sont pas épuisées, nous avons encore la menstruation.

Le développement de cette dernière fonction est souvent le point de départ d'une maladie bien grave, qui, si elle n'est pas combattue dès le principe, peut donner naissance aux plus tristes conséquences. Cette maladie, c'est la chlorose. Son développement, à l'époque de la puberté, est dû à la perte considérable de sang que fait alors la femme et à laquelle elle n'est pas encore habituée. L'hystérie, maladie assez fréquente et caractérisée principalement par des accidents nerveux, semble avoir aussi sa source dans cette évacuation sanguine naturelle, car son apparition se fait en même temps que la menstruation, et sa terminaison, à l'époque de sa disparition.

Chaque époque menstruelle elle-même peut être la source d'accidents nombreux qui sont : 1° la diminution de quantité ou la suppression des menstrues, 2° la métrite, 3° une fièvre continue légère. Quand, au contraire, les règles viennent régulièrement, on peut considérer la femme comme jouissant de la plus parfaite santé.

A la suppression, qui arrive à un âge extrêmement variable, on voit survenir souvent des accidents très-graves et des maladies plus graves encore ; de sorte, que l'on ne saurait trop conseiller aux femmes de prendre soin d'elles à cette époque de la vie, que l'on a appelée, à juste raison, époque critique.

§ II.

De nombreuses statistiques ont été faites pour rechercher si le nombre des filles était égal à celui des garçons, et on est arrivé à cette conclusion qu'il nait beaucoup plus de garçons que de filles. Cependant, généralement, le nombre des femmes est à-peu-près égal à celui des hommes, à cause des sujets de pertes nombreuses auxquels sont soumis ces derniers.

Les femmes, lorsqu'elles ont passé l'âge critique, vivent généralement plus longtemps que les hommes; à partir de cette époque, la vie leur est moins à charge, et la seule chose qui tourmente la plupart d'entre elles alors, est la perte de leur beauté, auquel leur état meilleur de santé, leur permet de penser davantage; on ne doit donc pas s'étonner s'il y a tant de vieilles coquettes.

CHAPITRE VII.

—

§ I.

De la Constitution et des Tempéraments.

Il est assez difficile de définir ce que l'on entend par constitution: on peut dire que c'est l'état général présenté par un individu, en laissant de côté toute autre considération. Le tempérament, au contraire, peut être considéré comme étant l'exagération de l'un des principes constituants de l'homme.

D'après un célèbre, ou du moins un élégant hygiéniste, Royer Collard, on doit chercher la source des tempéraments, 1° dans la constitution du sang; 2° dans l'état nerveux; 3° dans le rapport qui existe entre le sang et le système nerveux ; c'est ce qui semble avoir été dit de plus raisonnable à ce propos, car, sans contestation, le tempérament doit résulter des différentes modifications subies par les liquides que nous venons d'énumérer.

Cependant, malgré les études profondes et assez étendues qui ont été faites sur chacun d'eux, il est encore assez difficile d'arriver sur ce point à un résultat définitif, faute de conclusions assez générales; on est donc forcé de s'en tenir à ce qui est plutôt le fruit de la simple observation, qu'à ce qu'ont produit les travaux faits sur cette matière, et à admettre, comme nos prédécesseurs, quatre tempéraments principaux, qui sont : 1° le tempérament sanguin, 2° le tempérament nerveux, 3° le tempérament lymphatique, 4° le tempérament bilieux.

§ II.

Tempérament sanguin.

Dans le tempérament sanguin, il y a, sans contredit, trop de sang ; d'où il résulte une sorte d'état morbide, ou du moins de tendance morbide, auquel on a donné le nom d'état pléthorique. Cet état prédispose à une foule d'affections graves, et principalement aux inflammations parenchymateuses ainsi qu'aux hémorrhagies, bien que cette dernière opinion ne soit pas généralement admise; il prédispose encore à une autre maladie, pour laquelle il ne peut s'élever de doute, aux affections de cœur.

Les personnes qui jouissent de ce tempérament, ont ordinairement la peau blanche et légèrement rosée, le col court et développé ; leur force musculaire est considérable , leur intelligence étendue, leurs passions enfin violentes.

La pléthore, état pathologique, qui s'observe si souvent dans ce tempérament, est plutôt due à la masse totale du sang qu'à l'augmentation d'un de ces principes, ainsi que cela a été démontré par les travaux de deux savants, MM. Becquerel et Rodier.

Son augmentation de volume explique beaucoup mieux que la simple augmentation de ses globules, les phénomènes congestifs qui se remarquent dans la pléthore, soit acquise, soit constitutionnelle.

Voici les règles hygiéniques qui lui sont applicables: on ne doit employer les émissions sanguines qu'avec sobriété et quand cela est positivement nécessaire, car, lorsqu'une saignée a été faite, le sang revient avec la plus grande facilité, et il faut y avoir recours souvent si l'on ne veut pas voir survenir des accidents. On doit donc, dans ces circonstances, la bannir complètement de la pratique et n'en faire usage qu'en cas de maladie. Il y a encore, mais beaucoup moins qu'autrefois, des gens qui ont la fureur de se faire saigner; d'après ce qui précède, ils doivent comprendre combien cela est dangereux en même temps qu'inutile.

Il existe d'autres moyens qu'ils peuvent employer du reste pour faire disparaître les accidents propres à ce tempérament. Ces moyens sont la fatigue, qui dépense l'excès de sang que l'individu fait continuellement.

Il faut de plus conseiller à ces personnes une alimentation saine, mais peu abondante, empêcher l'emploi des boissons stimulantes, telles que le café et les alcooliques. Elles doivent éviter la chaleur qui peut déterminer chez elles des congestions et des hémorrhagies qui se font alors le plus souvent dans l'intérieur du cerveau.

§ III.

Tempérament nerveux.

Quelques auteurs ont osé nier ce tempérament; il faut véritablement n'avoir jamais vu de femmes pour émettre une semblable proposition. S'il existe dans la nature des tempéraments, c'est surtout celui-là. Il présente même des particularités extrêmement intéressantes sur lesquelles je vais insister quelques instants.

D'abord, il se rencontre presque uniquement chez les femmes ; on l'observe quelquefois cependant chez les hommes, mais beaucoup plus rarement. Les variations atmosphériques agissent fortement sur ceux ou celles qui possèdent ce tempérament ; à chaque changement de temps, survient une suractivité de l'action nerveuse, de sorte que les moindres impressions morales ou physiques deviennent alors très-pénibles.

D'ou il résulte pour ces personnes un état de malaise qui ne leur laisse guère de repos, et qui cependant leur permet encore de vaquer à leurs occupations; le plus souvent aussi sont-elles tristes, abattues, sans force, mais, dès qu'elles sont tranquilles, elles redeviennent gaies, alertes et semblent renaître à la vie. Là, s'arrêtent quelquefois les phénomènes, mais le plus souvent ils vont beaucoup plus loin; alors, on voit apparaître des névralgies tout-à-fait bizarres et ayant des siéges différents, se développant tantôt dans une partie du corps, tantôt dans une autre. Nous trouvons d'abord des névralgies de la face, ensuite des névralgies du tronc et principalement des névralgies intercostales; quelquefois enfin des névralgies des extrémités. Il est toujours indispensable de ne pas perdre de vue que toutes ces affections se développent principalement au moment des variations atmosphériques, mais je vois que je vais trop loin et au lieu de faire de l'hygiène, je commence à faire de la pathologie.

Tout ce qui précède, doit conduire forcément le lecteur à admettre, comme pour le tempérament sanguin, un état intermédiaire qui n'est pas encore la maladie, mais qui s'en rapproche beaucoup et auquel je donnerai le nom de pléthore nerveuse par opposition à la précédente, que je désignerai avec tout le monde sous le nom de pléthore sanguine.

On a dit que les personnes nerveuses étaient généralement peu sanguines. Cela est vrai dans la plupart des cas; il semblerait même que ces deux états sont opposés; à cette occasion, je vais vous raconter un fait qui vient complètement à l'appui de cette manière de voir : Un jour du mois de juillet 1855, j'étais de garde à la Pitié, on me fit appeler pour donner des soins à une femme qui était entrée à l'hôpital pour se faire soigner d'attaques de nerfs assez fréquentes, et qui pour le moment présentait les symptômes d'une congestion assez forte en même temps que ceux d'une hémorrhagie nasale très considérable, mais elle ne présentait absolument que ces symptômes. Je lui pratiquai immédiatement une saignée, le sang s'échappa avec force de la veine et coula si abondamment que j'eus même beaucoup de peine à l'arrêter. Mais ce qu'il y a de remarquable, c'est qu'à mesure que l'écoulement sanguin se produisait, la malade fut prise de spasmes, et elle ne tarda pas à avoir une attaque de nerfs des plus complètes.

Il est impossible de ne pas reconnaître que la perte considérable de sang faite par cette femme n'a pas eu d'influence sur le développement de son attaque de nerfs; ainsi donc la diminution de la quantité de sang a amené la production exagérée de l'influx nerveux.

Cependant on objectera que chez certaines personnes, et que chez la femme que je donne même pour exemple, il y a prédominance de tempérament sanguin, en même temps que du tempérament nerveux, mais je ferai observer que l'on oublie une chose capitale, le moment où surviennent chez ces dernières les accidents nerveux : c'est en effet à l'époque des règles, c'est-à-dire au moment où une quantité considérable de sang est rejetée au dehors, qu'ils se développent; de sorte que la diminution dans la proportion du volume du sang est la condition indispensable à la production de ces accidents nerveux.

Ne croyez pas que toutes ces vues théoriques ne soient pas utiles, elles ont toutes un but : celui de nous démontrer qu'il faut, autant que possible, fortifier la constitution des personnes nerveuses, si l'on veut apporter quelque soulagement à leur état, qui malheureusement est le plus souvent déplorable.

La première loi hygiénique, applicable au tempérament nerveux, est donc de fortifier la constitution ; la seconde, d'exercer le corps à la fatigue, de manière à détruire en partie l'excédant d'influx nerveux.

Chez ces personnes, on doit conseiller aussi l'absence de tout travail intellectuel, qui modifie beaucoup la constitution, d'éviter enfin, autant que possible, toute commotion morale.

§ IV.

Tempérament lymphatique.

Parlons maintenant un peu du tempérament lymphatique; dans ce dernier, il y a excès des sucs blancs, de même que dans le tempérament sanguin, il y a excès de sang. M. Michel Levy, qui a fait un très-bel ouvrage sur l'hygiène, assigne les causes suivantes à ce tempérament : La prédominance du développement de viabilité et d'activité de tous les tissus pénétrés par des liquides non sanguins et de tous les organes qui fournissent ces liquides; les élaborations blanches (mucus, serum et lymphe) l'emportent ici sur l'hématose.

Pour moi, dans le tempérament lymphatique, il y a plus que cela ; j'y trouve aussi une viciation des produits sécrétés par les vaisseaux lymphatiques; car, s'il n'y avait seulement qu'augmentation dans ces produits, on ne verrait pas survenir ces accidents graves, qui ne manquent jamais ou presque jamais d'arriver chez les personnes qui ont ce tempérament poussé à l'excès. Ces inflammations chroniques, qui attaquent premièrement les ganglions lympathiques, deuxièmement, nos différents tissus, ne peuvent pas s'expliquer par l'augmentation simple d'un liquide physiologique; il faut nécessairement admettre qu'il y entre un principe anormal, capable de développer dans nos tissus les diverses inflammations que nous avons déjà notées et qui ne disparaissent que lorsqu'il se trouve détruit.

Dans les premiers temps de la vie, ce poison que nous sécrétons, circule partout; son action devrait donc se faire sentir partout; cependant il n'en est pas ainsi et il opère son effet principalement sur les tissus de la vie de relation, comme les os, les muscles et la peau. Quand l'homme a atteint un âge plus avancé, il agit de préférence sur ses viscères : ce qui explique peut-être comment il se fait qu'à cette époque l'on observe la phthisie. Il faut en finissant que j'avoue qu'il existe à l'égard de cette opinion de nombreuses exceptions.

Toutefois, pour faire comprendre ce qui vient d'être dit, il faut que je fasse connaître la théorie de M. Bouilland sur la tuberculisation. Ce médecin est d'avis que cette maladie est produite par l'inflammation des vaisseaux lymphatiques, qui entrent dans la texture des poumons; que, du reste, les tubercules qui peuvent se développer dans une autre partie du corps, ont la même origine. Ceci vient à l'appui de ma manière de voir, car l'inflammation des vaisseaux, ne pouvant venir sans cause, serait due à cette lymphe viciée dont j'ai parlé plus haut.

Voici maintenant les règles hygiéniques importantes, que la plupart des mères de famille doivent connaître; car presque tous les enfants, même des gens les plus aisés, viennent au monde avec un tempérament lymphatique, tempérament qui, lorsqu'il dépasse certaines limites, constitue l'état scrofuleux :

1° La respiration d'un air pur, l'habitation à la campagne, dans des lieux élevés.

2° Une alimentation saine, abondante, principalement animale, quelquefois amère.

3° Un exercice régulier, que l'on augmente à mesure que l'état général s'améliore.

4° Eviter avec soin l'influence de l'humidité et toutes espèces de causes morbifiques.

5° Combattre rapidement les affections et, dès le début, éviter les moyens débilitants, tels que : émissions sanguines et purgatifs. Ces moyens, au lieu de faire disparaître la maladie, ne tendent le plus souvent qu'à l'augmenter. Les toniques au contraire devront être employés de bonne heure.

§ V.

Tempérament bilieux.

Existe-t-il un tempérament bilieux ? Il n'est généralement pas admis et, je crois, avec quelque raison. Je suis en effet d'avis que ce tempérament n'est autre chose que l'état physiologique; cependant, telle n'est pas l'opinion de M. Michel Levy, qui pense que le tempérament bilieux n'est que le tempérament nerveux, auquel est venue se joindre la prédominance de l'organe sécréteur de la bile, prédominance qu'il regarde comme une idiosyncrasie.

Examinons sérieusement si les caractères donnés à ce tempérament par les hygiénistes ont la moindre valeur. Ils commencent par la coloration jaune, spéciale aux individus bilieux; d'abord je leur ferai observer que les personnes qui ont le tempérament sanguin ou lymphatique ne peuvent être colorées en jaune, puisqu'elles ont une coloration spéciale; cependant il faut que l'état physiologique en ait une ; je leur ferai remarquer aussi qu'il y a beaucoup de personnes souffrantes qui offrent cette teinte et que ce sont surtout ces dernières qui le présentent le plus. Or, comment concilier ces caractères avec ce qu'ils disent des tempéraments bilieux, qu'ils regardent comme jouissant entre tous de la santé la plus florissante? Enfin, je dirai que, quant aux maladies résultant de son influence générale sur l'organisme, ils n'en citent aucune; ils parlent, il est vrai, des maladies de foie, mais je crains qu'ils n'aient pris l'effet pour la cause; car on est jaune alors, non pas parce que l'on a le tempérament bilieux, mais bien parce que l'on a une affection de foie. Je crois donc que l'on peut considérer ce tempérament comme étant l'expression de l'homme jouissant de la plus parfaite santé.

§ VI.

Tempéraments composés.

Il existe plusieurs tempéraments composés; mais nous avons déjà parlé de l'un d'eux, en décrivant le tempérament nerveux; il nous reste donc fort peu de chose à en dire.

On admet un tempérament névroso-lymphatique offrant les caractères propres à chacun de ces tempéraments en particulier. Quant au tempérament lymphatico-sanguin, on est encore à le reconnaître; s'il existe, il est extrêmement rare; je demande donc la permission de l'admettre sous toutes réserves.

CHAPITRE VIII.

§ I.

De l'Hérédité.

Voici un article très-important et dont nous ne saurions trop conseiller la lecture à tout le monde, et principalement aux mères de famille; or, la première chose que vous ne devez pas ignorer, c'est la définition du mot hérédité en médecine.

L'hérédité signifie une disposition spéciale en vertu de laquelle certains états physiologiques et pathologiques des parents se transmettent aux enfants par voie de génération.

Ainsi, par exemple, on voit souvent les enfants ressembler à leurs parents, et il y a une remarque importante à faire à ce sujet, c'est que chez eux la ressemblance ne devient manifeste qu'à un âge assez avancé. Ce n'est pas seulement pour la figure que l'on trouve cette ressemblance, mais encore pour la stature, la force physique et la durée de la vie; aussi, dans certaines familles, les exemples de longévité sont-ils très-fréquents.

Il doit en être de même pour les ressemblances morales; elles sont toutefois plus difficiles à constater.

Il y a quelque chose à noter sous le rapport des tempéraments. Généralement les filles héritent du tempérament de leur mère, les garçons, au contraire, de celui de leur père; on ne peut pas en dire autant, même d'une manière générale, pour les autres ressemblances physiologiques.

Nos parents nous transmettent de plus les vices de conformation soit des organes internes, soit des organes externes.

Ils nous transmettent encore la prédisposition ou l'aptitude organique aux maladies, car c'est bien plutôt cette prédisposition que la maladie elle-même.

Elle s'applique à un grand nombre de maladies; voici celles que le professeur Piorry a admises dans sa thèse de concours : la pléthore, le rhumatisme articulaire aigu, les maladies du cœur, et entre autres l'hypertrophie, les apoplexies et les paralysies; les scrofules, l'asthme et les catarrhes; l'hysterie, l'épilepsie, l'idiotie et la surdité-mutité; enfin l'aliénation mentale.

Tout le monde sait combien il est important de ne pas se marier avec des personnes chez lesquelles il existe des antécédents héréditaires de scrofule ou de phthisie. Mais il n'en est pas de même pour les autres affections qui, cependant, elles aussi, ont bien leur importance; ainsi, la pléthore qui traîne après elle des accidents si graves, se transmet avec la plus grande facilité.

La production de toutes ces maladies s'expliquent assez facilement par les conditions dans lesquelles se trouvent placés les différents organes par suite des prédispositions héréditaires. Il n'en est pas ainsi pour l'aliénation, car chez les aliénés on ne trouve à la mort aucun désordre capable d'en rendre compte. Cependant l'hérédité est la cause la plus fréquente de la folie; comment expliquer ce fait, si l'on n'admet pas des altérations dans la structure du cerveau qui, il est vrai, n'apparaissent pas à nos yeux, mais que cependant le raisonnement nous force d'admettre. Ainsi cette simple question d'hérédité nous conduit à elle seule à reconnaître que la plupart des troubles intellectuels sont le résultat d'altérations de la substance cérébrale que nous ne pouvons pas apercevoir et que nous n'apercevrons peut-être jamais.

Sous le rapport de sa marche, l'hérédité présente ceci d'important : la possibilité de sauter une génération pour apparaître plus vigoureuse dans la suivante ; du reste, il ne faut pas croire que la prédisposition héréditaire, à certaines maladies, ne puisse pas disparaître complètement; tout le contraire a lieu, et au bout d'un certain nombre de générations, ordinairement elle disparaît complètement. On peut même la détruire plus tôt, en prenant les précautions convenables et en ayant recours à une hygiène sévère.

On ne sait pas encore si le sexe exerce une grande influence sur l'hérédité. Cependant on pense généralement que la mère transmet plus souvent et plus certainement la prédisposition morbide à ses enfants. Combien n'en ai-je pas déjà vu, nés de mères poitrinaires, mourir peu de temps après elles. Je prouverai aussi plus loin que le plus sûr moyen d'amener promptement la mort des femmes poitrinaires, c'est de leur donner la faculté d'avoir des enfants et de les laisser nourrir.

L'âge aussi semble avoir de l'influence sur l'hérédité: plus les parents sont vieux, et plus ils la transmettent facilement.

Les antécédents héréditaires doivent être toujours consultés avec le plus grand soin avant le mariage de la part des parents qui cherchent le bonheur de leurs enfants; sans cette précaution, on peut voir sa race disparaître complètement, ou bien se trouver placée dans des conditions telles que la mort lui est préférable.

Il y a malheureusement des personnes qui négligent ces précautions ou qui ne craignent pas de contracter des unions, dans des conditions si dangereuses. Les tristes conséquences qui en résultent presque toujours, sont le seul châtiment que Dieu leur réserve. Je demande sérieusement à un père si cela lui fera beaucoup de plaisir de voir l'enfant, pour lequel il aura tout sacrifié, lui être enlevé à la fleur d'âge, lorsque cet enfant est à même de le récompenser des peines qu'il lui aura coûtées? Je demanderai encore à ce même père, s'il serait content de voir son enfant devenir fou? Vous tous qui me lisez, rappelez-vous ces avis quand vous serez sur le point de commettre cette faute, et vous agirez avec plus de circonspection.

Cependant il peut se faire que l'on se soit trompé et que l'on ait contracté de semblables unions involontairement, il ne faut donc pas abandonner ces malheureux à leur triste sort, mais faire au contraire tout son possible pour les en retirer. Voici quelques règles hygiéniques qui, dans ce cas, pourront être d'une certaine utilité.

Lorsque l'on craint chez un enfant le développement d'une affection héréditaire du côté maternel, on commence par empêcher sa mère de le nourrir, et on le fait allaiter par une nourrice étrangère, forte et se présentant dans des conditions tout opposées à celles de la mère. Quand l'influence héréditaire vient du père et que la mère n'est pas très-forte, on a encore recours au même expédient; dans le cas contraire, on doit, autant que possible, la forcer à nourrir son enfant.

Après la lactation, on prescrit une alimentation convenable et propre à combattre la prédisposition morbide. Si l'enfant a de la tendance à devenir tuberculeux, on aura recours aux amers et aux préparations iodurées; avec de semblables moyens, on parviendra le plus souvent à la faire disparaître. On pourra encore avoir recours à une autre précaution, qui a bien ses avantages, celle de donner à l'enfant une éducation physique en opposition avec la tendance morbide. Le changement de climat, mais dans une période peu avancée de la vie, sera aussi de la plus grande utilité.

CHAPITRE IX.

§ I.

Des Habitudes.

L'habitude chez l'homme est la faculté qu'il a de répéter spontanément et dans les mêmes circonstances, les actes qu'il a déjà exécutés. Aussi, grâce à cette disposition, l'homme se plie-t-il aux exigences de la société, à ses lois et à ses coutumes, et finit-il par s'acclimater et vivre dans tous les lieux habitables du globe.

Les causes qui ont le plus d'influence sur le développement de l'habitude sont : 1° l'*Age;* 2° le *Sexe;* 3° le *Tempérament.*

1° *Age.* Les conditions dans lesquelles se trouve le cerveau dans un âge peu avancé, explique facilement pourquoi il nous est plus facile de prendre ou de nous défaire de nos habitudes; dans un autre plus avancé, cet organe devient beaucoup moins impressionable; de sorte que nous pouvons alors nous défaire beaucoup plus difficilement des habitudes que nous avons prises; mais celles qui existent se consolident, s'harmonisent pour ainsi dire, et il est difficile de les détruire.

Chez le vieillard enfin, celles contractées ne peuvent être déracinées sans danger, car elles deviennent chez eux comme une seconde nature; et, lorsque l'on essaie de les faire disparaître, on voit survenir des accidents qui peuvent déterminer quelquefois la mort.

2° *Sexe.* Les habitudes se contractent beaucoup plus facilement chez la femme que chez l'homme, mais aussi on peut les faire disparaître beaucoup plus aisément. Le caractère de la femme est plus mobile que celui de l'homme; il est par conséquent impossible qu'il ne se laisse pas influencer plus facilement.

3° *Tempérament.* Le tempérament les modifie d'une manière beaucoup plus complète encore que le sexe. Chez l'homme à tempérament sanguin, il existe toute une série d'habitudes que l'on ne rencontre que chez lui. L'exercice, les travaux rudes et fatigants, sont pour lui une véritable nécessité ; il faut qu'il marche, qu'il agisse.

Les individus à tempérament nerveux, rentrent dans ce que nous avons dit plus haut pour les femmes. Ils en contractent avec une très-grande facilité de toutes sortes, mais aussi ils les perdent ou les abandonnent avec la même facilité.

Chez les personnes lymphatiques, au contraire, elles se produisent avec lenteur et difficulté, mais une fois qu'elles existent, elles persistent avec une grande tenacité.

Le tempérament bilieux étant l'état normal, nous n'avons rien à en dire.

Les principales habitudes physiologiques sont celles du manger et du boire, qui se font toujours à des heures régulières, celles de manger à nos repas une quantité déterminée d'aliments, quantité qui n'est pas souvent du reste en rapport avec nos besoins, mais que cependant nous supportons, à moins de grands excès, enfin celles du repos à des heures régulières et pendant un temps déterminé.

Les sécrétions sont aussi une source d'habitudes physiologiques; ainsi la plupart d'entre elles se font à des moments assez réguliers. Généralement le besoin d'uriner a lieu à des époques déterminées; celui de la défécation se trouve aussi placé dans les mêmes conditions.

Le mode suivant lequel s'exercent les fonctions cérébrales, sont aussi l'occasion de nombreuses habitudes. Les sens, sous leur influence, acquièrent des qualités qu'ils ne possédaient pas; le toucher, par exemple, chez les aveugles qui l'exercent continuellement, devient d'une habileté remarquable, et cela à un tel point qu'ils peuvent lire en quelques instants des pages tout entières écrites en relief.

Le goût se perfectionne également par l'habitude, et, quand on veut connaître la qualité d'un vin ou d'un mets, on s'en rapporte au gourmet, c'est-à-dire à celui qui a pour coutume d'exercer le plus son palais.

L'odorat devient très-fin chez les parfumeurs qui distinguent avec la plus grande facilité les moindres altérations subies par leurs parfums. A ce propos, il est bon de faire remarquer que certaines odeurs qui sont difficilement supportées dans les premiers temps qu'on les perçoit, finissent d'abord par devenir moins désagréables, puis enfin par perdre de leur force.

Mais de tous les sens, celui qui se perfectionne le plus est l'ouïe. Les sauvages, à force d'habitude, finissent par entendre le bruit des pas des voyageurs placés à plus de douze kilomètres de l'endroit où ils se trouvent eux-mêmes. C'est aussi à elle que les musiciens doivent la faculté de distinguer les sons qui se produisent au même instant dans un orchestre nombreux, et l'art de reconnaître leur plus ou moins de justesse. Enfin, pour l'ouïe comme pour le goût et l'odorat, l'habitude permet de percevoir sans peines des sensations qui, dans les premiers temps, sont extrêmement désagréables; elles finissent même par frapper l'organe auditif, sans l'impressionner et sans attirer son attention. Les mêmes remarques sont applicables à la vue. Tout le monde sait quelle perfection ce sens atteint chez les peintres et chez les dessinateurs ce qui leur permet de distinguer les rapports des couleurs et les détails les plus minutieux; c'est à cette perfection que la plupart des grands artistes doivent leur mérite.

L'habitude de la locomotion peut aussi s'acquérir. Il y a des personnes qui marchent beaucoup et qui n'en éprouvent aucun inconvénient; celles qui vivent dans l'inaction seraient très-fatiguées, si elles en faisaient autant, elles pourraient même en tomber malades. L'habitude de l'exercice et surtout de certains exercices tels que l'escrime et la natation, développe la force musculaire d'une manière très-remarquable, et augmente en même temps la dextérité.

La voix elle-même est soumise à son empire. L'orateur ne se fatigue presque pas, malgré la longueur de ses discours; si toute autre personne voulait l'imiter, elle serait bientôt accablée de lassitude. La mauvaise habitude de crier modifie profondément la voix.

Nous avons déjà dit que le sommeil était soumis à son influence, qu'il se trouve des personnes qui dorment beaucoup; d'autres, au contraire, qui dorment fort peu. Il faut cependant remarquer qu'une certaine quantité de sommeil est nécessaire, et qu'on ne peut s'y soustraire sans altérer profondément sa santé; le plus souvent, quelque effort qu'on fasse, la nature l'emporte et l'on s'y abandonne alors même pendant la journée. Observons ici que ce sommeil, lorsqu'il est pris dans de bonnes conditions, est favorable à l'homme exténué de fatigues et lui permet de reprendre ses travaux avec une nouvelle énergie.

Les facultés intellectuelles sont aussi soumises à l'influence de l'habitude. Le même travail longtemps répété, peut devenir extrêmement facile de pénible qu'il était. Il faut bien se rappeler cependant que, malgré cette plus grande facilité, la fatigue est la même, de sorte qu'il ne doit jamais dépasser certaines bornes. Quelle que soit en effet la force de volonté d'un individu, il est contraint de se reposer, lorsque son intelligence a été tendue trop longtemps. Quelques personnes ont dit que l'on pouvait remplacer ce travail intellectuel par un autre, mais de nature différente. Cela se peut quelquefois, mais l'homme est alors le plus souvent dans l'incapacité d'agir et le mieux pour lui est de se distraire. Je parle d'après mon expérience personnelle, et je crois en somme être d'une nature identique à celle des autres mortels.

§ II.

Habitudes morbides.

On entend par habitudes morbides, la répétition plus ou moins fréquente des mêmes maladies chez un certain nombre d'individus. On doit citer en premier lieu les phlegmasies, telles que les angines, les laryngites, les bronchites, l'érysipèle et le rhumatisme aigu et chronique; les hémorrhagies, telles que les épistaxis, les hémoptysies, les hémorroïdes; les flux, tels que la leucorrhée, la diarrhée; et enfin les affections de nature spéciale, telles que la goutte, la gravelle, l'asthme et l'hypocondrie.

Ce ne sont pas des habitudes à proprement parler, mais plutôt des prédispositions à prendre ces maladies. Certaines habitudes, par le seul fait de leur existence, ou bien par leurs excès ou abus, peuvent donner naissance à un assez grand nombre d'affections. L'habitude de trop manger, fatigue l'estomac et prédispose à des maladies de cet organe; chez certains individus, elle produit en outre la pléthore, qui présente, comme nous l'avons déjà vu, de graves inconvénients. Il en est de même des aliments trop excitants, qui, plus encore que leur trop grande abondance, donnent lieu à des gastrites, à des gastralgies, à des affections de foie, et qui favorisent le développement du cancer de ces organes.

Mais si une alimentation trop abondante est nuisible, une alimentation trop peu nourrissante, trop peu succulente, l'est encore bien davantage; elle détermine bien plus sûrement des affections de l'estomac, telles que des dyspepsies, dés gastralgies, et mine lentement, mais d'une manière toujours croissante, la constitution.

Quant à l'habitude des boissons, elle a de terribles conséquences, sur lesquelles j'insisterai plus loin, en traitant des aliments.

La constipation habituelle est très-préjudiciable à la santé. Elle prédispose les individus qui en sont atteints à différentes affections du tube digestif, et principalement aux hémorrhoïdes. Elle est l'apanage principal des personnes nerveuses; l'usage des laxatifs légers chez ces dernières est de la plus grande utilité.

Dans le monde, et surtout chez les femmes, il est d'usage de retenir très-longtemps les urines; cette habitude est souvent funeste; elle peut amener la dilatation de la vessie et sa paralysie, qui donnent naissance aux rétentions d'urines et à toutes ses conséquences. Cependant, il faut le reconnaître, ces accidents sont assez rares.

L'habitude de la masturbation est très-fréquente chez les enfants; elle est le plus souvent le résultat de mauvaises fréquentations. Cela doit conduire les parents à s'efforcer, autant que possible, d'éloigner de leurs enfants tous ceux qu'ils ne connaissent pas parfaitement. Cela doit aussi les engager à être très-circonspects sur tout ce qui peut, avant l'âge, exciter leurs passions. Tout le monde connaît les terribles conséquences que traîne après elle cette pernicieuse habitude, et, pour énumérer les principales, je citerai: 1° la perte de la mémoire; 2° l'inertie précoce des fonctions génitales; 3° l'affaiblissement général; 4° les pertes séminales involontaires; 5° les affections chroniques de la moëlle.

Généralement, il est assez facile de reconnaître les enfants qui se livrent à la masturbation: leur physionomie est pâle et défaite, leurs yeux sont excavés et creusés d'un sillon bleuâtre; ils sont abattus et semblent distraits. Lorsqu'on leur adresse la parole, ils ne répondent pas ou lentement, surtout lorsqu'ils craignent qu'on les punisse; ils évitent le plus souvent la société et se tiennent solitaires dans quelques lieux écartés. Leurs facultés semblent obtuses, et leur mémoire est toujours plus ou moins altérée. Si l'on ne tâche pas d'arrêter le mal, s'ils persévèrent dans cette funeste habitude, tous les symptômes que nous venons d'indiquer ne font qu'augmenter, et c'est alors que l'on voit survenir les affections que nous avons énumérées plus haut.

Ainsi donc, on ne saurait trop les surveiller, et, dès que l'on s'aperçoit de quelque chose, il faut fortement les impressionner, en ayant recours aux moyens que l'on croit avoir le plus d'influence sur leur jeune intelligence. En finissant, il faut que les parents sachent bien que le foyer de corruption est dans les rassemblements fréquents d'un grand nombre d'enfants, quelque active surveillance que l'on exerce sur eux.

§ III.

Nous avons vu que les habitudes physiologiques exercent une influence salutaire sur la santé : le devoir de l'hygiéniste est donc d'insister pour qu'elles soient très-régulièrement accomplies. Celui qui n'est pas réglé dans ses repas, dans son sommeil, dans son travail, est l'homme qui se trouve placé dans les meilleures conditions pour devenir malade.

Si, au contraire, l'habitude est vicieuse, funeste à l'individu, comme l'onanisme, on ne doit pas tarder, il faut le plus souvent la supprimer tout de suite: l'existence de la personne en dépend.

Quoique fortement enracinée, lorsqu'elle n'altère la santé d'une manière grave qu'à la longue, on doit la combattre, mais tout doucement et progressivement, sans qu'on s'en aperçoive pour ainsi dire, car la soustraction immédiate des boissons fermentées et distillées, par exemple, pourrait occasionner de graves inconvénients.

Si elle est fâcheuse, mais cependant inhérente à la profession, on ne peut empêcher les individus de s'y livrer, car leur existence en dépend ; mais il faut alors leur donner des conseils leur permettant, autant que possible, d'en diminuer l'action. Quand, au contraire, ces habitudes sont agréables et de peu d'utilité, il faut en conseiller la cessation. Du reste, la constitution de la personne a toujours beaucoup d'influence sur les décisions du médecin, et ce n'est qu'après avoir étudié l'âge, le sexe, le tempérament, le goût, les instincts et les passions des personnes qui sont soumises à son examen, qu'il se décide en dernier ressort.

CHAPITRE X.

DEGRÉ DE LA SANTÉ.

§ I.

De l'Imminence morbide.

On entend par imminence morbide, cet état particulier de l'organisme, qui permet à une maladie de se développer. Ce ne sont pas encore les prodromes, c'est-à-dire les premiers symptômes de la maladie, mais quelque chose qui y ressemble assez; les prodromes, c'est son commencement; l'imminence morbide, au contraire, est l'état physiologique, mais placé dans des conditions telles qu'elles permettent à la maladie de venir s'y implanter.

Les imminences morbides, c'est-à-dire les états physiologiques prédisposant le plus aux maladies, peuvent se rattacher aux sections suivantes :

1. L'exagération de certains tempéraments;
2. L'existence de phénomènes particuliers liés à la disposition des organes chez la femme ;
3. La transmission de certaines prédispositions morbides par hérédité;
4. Certaines habitudes vicieuses ou non;
5. La faiblesse de la constitution;
6. L'obésité ;
7. La maigreur.

§ II.

1° *Exagération des tempéraments.* Nous avons déjà insisté sur ce sujet, quand nous avons traité la question tempérament. Nous avons vu qu'à chacun d'eux correspond un état particulier auquel nous nous sommes efforcé de donner un nom, et que cet état est l'occasion de nombreuses maladies et constitue par conséquent une imminence morbide. Nous croyons donc devoir ne pas y revenir ici.

2° *Existence de phénomènes particuliers liés à la disposition des organes chez la femme.* L'établissement des menstrues, chez la plupart des femmes, est en effet très-pénible et entraîne souvent avec elle une maladie dont nous avons déjà parlé et qui est connue dans le monde sous le nom de pâles couleurs. L'abondance des règles, leur diminution trop considérable, sont dans le même cas, et toutes les fois qu'une femme vous dira qu'elle voit mal, vous pouvez affirmer qu'elle est souffrante. Leur cessation amène aussi, comme tout le monde le sait, le plus souvent de graves accidents, des maladies même qui entraînent ordinairement la mort.

3° *Transmission de certaines prédispositions héréditaires.* Elles n'agissent qu'en produisant des constitutions, des idiosyncrasies spéciales, des tempéraments exagérés, questions qui ont été traitées plus haut.

4° *Habitudes vicieuses ou non.* Ces habitudes tendent perpétuellement à développer le germe d'un certain nombre de maladies et constituent ainsi autant de véritables imminences morbides. Ainsi la masturbation, les excès vénériens, l'usage des boissons alcooliques, une alimentation trop excitante ou trop débilitante, en un mot toutes les habitudes qui peuvent naître de l'abus des organes des sens et de la locomotion, mettent les individus sous l'imminence de l'invasion d'affections diverses.

5° *Faiblesse de la constitution.* Il y en a deux espèces, l'une est purement accidentelle et se produit à la suite des maladies; celle-là par conséquent finit par disparaître et le plus souvent ne donne pas naissance à l'imminence morbide. Mais il y a un autre genre de faiblesse acquise ou congéniale, liée à la constitution tout entière, qui présente un tout autre degré de gravité; ainsi comprise, la faiblesse de constitution entraîne avec elle une imminence morbide presque continuelle, qui, à chaque instant et sous l'influence de causes occasionnelles légères, peut donner naissance à la maladie. On comprend, combien il importe que cet état général soit promptement modifié par les moyens que l'hygiène a à sa disposition, si l'on ne veut pas voir survenir des accidents. Ces moyens sont : une alimentation succulente et abondante, un air pur et vif, la tranquillité d'esprit.

6° *Obésité.* A l'état physiologique, il doit y avoir entre le poids de la graisse et celui du corps le rapport :: 1 : 20.

Dès que ce rapport est dépassé, l'état normal n'existe plus, et nous arrivons à l'obésité. Elle peut présenter des degrés très-divers, mais ces degrés n'atteignent l'imminence morbide que lorsque la quantité de graisse, accumulée dans les mailles du tissu cellulaire, est extrêmement considérable.

Les causes qui la déterminent sont nombreuses, ce sont : 1° l'état primordial de la constitution. Souvent aussi cet état est héréditaire et passe de père en fils; les enfants, dans ce cas, acquièrent un volume considérable qui, au lieu de diminuer, ne fait qu'augmenter.

2°. Quand l'hérédité n'agit pas ou agit faiblement, l'âge a beaucoup d'influence sur le développement de la graisse. Elle survient, en effet, de préférence dans l'enfance et à l'âge de retour; les femmes le savent parfaitement ; du reste chez elles, au lieu d'être un mal, c'est souvent un bien, quand surtout l'obésité n'est pas par trop considérable. Car cela fait disparaître en partie leurs rides et leur permet de conserver plus longtemps leur beauté.

3°. Si l'âge a une influence marquée sur le développement de la graisse, le tempérament n'en a pas moins. Ainsi généralement les personnes obèses sont presque toutes lymphatiques; je dis presque toutes, parce qu'il en existe quelqu'unes qui présentent, au contraire, le tempérament sanguin.

4°. Une vie sédentaire, oisive, à l'abri des émotions morales, vives, des préoccupations intellectuelles, prédispose à l'obésité. Il en est de même d'une nourriture trop abondante, accompagnée d'une inaction presque complète.

5°. On a dit que l'équitation modérée prédisposait à l'embonpoint. M. Michel Levy, qui n'a pas nié le fait, a fait observer avec raison que ceux qui se servent du cheval se trouvaient généralement placés dans des conditions de bien-être, d'inaction auxquelles il serait bien permis de rapporter l'obésité. Je crois que cet auteur est parfaitement dans le vrai, et que c'est là la raison presque unique pour laquelle on trouve chez ces derniers cette espèce d'infirmité.

Les caractères anatomiques de l'obésité sont assez remarquables pour que je doive y insister un peu. D'abord, et je l'ai mentionné plus haut, la graisse se dépose sous la peau, dans les mailles que forment entre elles les fibres du tissu cellulaire; on en trouve également dans les interstices musculaires, dans les cavités thoracique et abdominale. Elle sert aussi d'enveloppe aux principaux viscères contenus dans leur intérieur. Il en résulte souvent une sorte d'atrophie de ces organes, ce qu'il est facile de constater pour le cœur, le pancréas et les reins qui, entourés de graisse, semblent avoir augmenté de volume, et qui, lorsqu'ils en sont dépouillés, sont au contraire atrophiés. Il est important aussi de remarquer que cette atrophie est toujours proportionnée à l'accumulation de la graisse.

Le foie seul ne subit pas de modifications sous l'influence de l'obésité; la capacité de l'estomac et des intestins est généralement augmentée. Les autres organes ne présentent rien de particulier.

Les conséquences de l'accumulation de la graisse sont les suivantes: les mouvements deviennent difficiles, pénibles et lents. Le moindre exercice donne naissance à une transpiration facile et abondante; la marche, l'action de monter déterminent de l'essoufflement; le sommeil enfin est lourd et prolongé.

Les digestions au contraire, chez ces personnes, sont généralement actives, énergiques, s'accompagnant de somnolence tant qu'elles durent; chez la femme, la menstruation est peu abondante, la stérilité fréquente.

Tous ces phénomènes, comme on le pense bien, constituent et caractérisent une véritable imminence morbide; d'où on comprend parfaitement comment, sous la moindre influence, on voit survenir alors des accidents.

Les médecins se sont efforcés de trouver des médicaments capables de faire disparaître l'obésité; mais ils n'y ont pas réussi jusqu'à présent. Il n'y a que l'hygiène qui puisse avoir, et encore dans certaines circonstances, de l'influence sur cette espèce d'infirmité; celle qui tient à la constitution ne peut être modifiée sans altération de la santé; dans les autres cas, l'emploi des moyens hygiéniques suivants peut être de la plus grande utilité.

1°. Une vie active, tant sous le rapport physique que sous le rapport moral.

2°. Des occupations intellectuelles sérieuses et attachantes.

3°. Des exercices musculaires de nature diverse, ayant pour but d'amener une dépense notable et considérable des forces;

4°. Une alimentation peu abondante et peu stimulante, dans laquelle les aliments féculents seront évités avec le plus grand soin. Il faut autant que possible que la nourriture soit animale. Si on examine ce qui se passe chez les herbivores, qui ne se nourrissent que de féculents et qui engraissent très-facilement, et chez les carnassiers qui sont toujours maigres et qui ne se nourrissent que de viande, on comprendra pourquoi l'alimentation animale a été conseillée.

5°. Surveiller la constipation que l'on doit toujours combattre par les médicaments que le médecin tient à sa disposition. Pour que tous ces moyens mènent à quelques résultats, il faut qu'ils soient employés pendant longtemps et sans interruptions. Ce n'est qu'en les suivant avec rigueur et sans intermittence que l'on peut espérer voir survenir quelques améliorations.

7°. *Maigreur*. La maigreur constitue souvent un état primordial; elle fait partie de la constitution et en est pour ainsi dire inséparable; quelquefois aussi elle est acquise, et elle est alors le résultat de causes bien différentes qui sont le chagrin, les passions contrariées, la surexcitation habituelle et prolongée du système nerveux, l'exercice musculaire forcé, les excès vénériens et de masturbation, une nourriture insuffisante et l'usage habituelle des boissons acides. La plupart de ces causes commencent par déterminer une affection de l'estomac, et c'est à sa suite que l'on voit survenir l'amaigrissement. Quelquefois aussi une longue convalescence laisse pendant très-longtemps la personne dans un état d'amaigrissement dont il est difficile de l'en faire sortir.

Il ne faut pas confondre la maigreur avec la débilité observée chez certains enfants; il ne faut pas la confondre aussi avec l'atrophie sénile qui sont deux choses tout à fait différentes.

Une maigreur modérée, comme tout le monde le sait, est une condition de bonne santé; les personnes qui vivent âgées sont généralement maigres. Une maigreur extrême, au contraire, est la compagne fidèle d'une constitution détériorée, et doit être regardée comme une imminence morbide. Du reste, cette maigreur est souvent l'indice d'une affection grave qui a échappé au médecin, parce que le malade ne s'est pas prêté assez à son examen, ou parce qu'il n'a pas même été le consulter.

On s'est beaucoup occupé de la faire disparaître, et l'hygiène fournit à cet égard quelques renseignements utiles.

1°. Le premier soin à prendre avant tous les autres est la soustraction ou l'éloignement de tout ce qui a pu la déterminer ou l'entretenir. En prenant ces précautions, on voit le plus souvent la personne revenir à un embonpoint modéré; il faut alors la laisser tranquille et ne plus s'en inquiéter.

2°. Dans le cas contraire, ce n'est qu'à l'aide d'un régime convenable qu'on réussit à faire disparaître l'amaigrissement; dans ce régime, il faut bannir les excitants.

3°. Une vie calme, tranquille et sédentaire devra être prescrite. La cessation des travaux intellectuels ou d'occupations sérieuses capables d'entretenir la maigreur, sera aussi prescrite.

CHAPITRE XI.

§ I.

De la Convalescence.

La convalescence ne fait pas partie de la médecine; elle rentre dans le domaine de l'hygiène, car la maladie n'existe plus alors, mais un état particulier dans lequel l'exercice des fonctions se fait mal. Ainsi, il ne faut pas s'illusionner, il existe encore des dangers; dans certaines affections même, il n'est pas rare de voir les malades mourir dans les premiers temps de la convalescence, et cela souvent faute de soin pendant cette période.

Sous le rapport de la convalescence, les maladies peuvent être divisées en trois classes: 1° les maladies aiguës, locales, qui sont en général suivies d'une convalescence de peu de durée, et qui par conséquent ne présentent pas de gravité; 2° les maladies aiguës, générales, comme les fièvres typhoïdes, qui laissent au contraire à leur suite des convalescences longues et présentant toujours une certaine gravité. C'est pour ces dernières qu'il faut prendre le plus de précautions, si l'on ne veut pas voir survenir des accidents mortels. Souvent même le rétablissement n'est jamais complet et les malades traînent pendant longtemps; 3° enfin les maladies chroniques. Dans ce dernier cas, la transition de la maladie à la santé est insensible; elle ne se fait que d'une manière progressive, et il est difficile de préciser le plus souvent l'époque ou commence la convalescence. De plus, quand elle a lieu, elle se fait toujours très-lentement, et il y a toujours des rechutes.

Cela dépend de la maladie; plus elle est grave, et plus sa durée est considérable; cependant il existe quelquefois des exceptions à cette règle.

L'état de la constitution doit être examiné, car plus elle est forte et d'autant se trouve diminuée la convalescence. Il en est de même du tempérament : aussi chez les sujets lymphatiques, elle se prolonge davantage, est plus difficile et demande beaucoup de précautions. L'âge a aussi son influence; dans l'enfance et la vieillesse, la convalescence est beaucoup plus difficile que dans aucune autre période de la vie. La durée de la maladie a aussi son importance, et tout le monde comprend que plus une affection est longue et plus sa convalescence est difficile.

Le traitement employé pour guérir la maladie a aussi de l'influence sur elle, et l'on peut à cet égard établir les règles suivantes :

Plus on a fait usage de saignées, d'exutoires, plus la convalescence sera longue.

Il en est de même de la diète qui, dans les grandes maladies, ne doit pas être continuée plus de quinze jours; car elle entraîne toujours après ce laps de temps la mort du malade, quel que soit l'état satisfaisant dans lequel il se trouve.

§ II.

Voici tout ce que nous pouvons dire pour les convalescences franches et solides, bien que pouvant présenter de la difficulté pour se terminer; mais il en existe d'autres dans lesquels on rencontre encore quelques traces de maladie; il existe alors un moyen certain de reconnaître si la convalescence ne doit pas se terminer, c'est d'examiner si le soir il existe un mouvement fébrile. Quand par hasard on le rencontre, on doit craindre beaucoup pour la vie de la personne qui présente ce symptôme.

§ III.

Caractères de la convalescence.

La convalescence est caractérisée par le retour des principaux actes physiologiques. L'homme convalescent renaît pour ainsi dire à la vie. Si alors on examine le sang, on le trouve profondément modifié, présentant des globules en beaucoup moins grande quantité et bien moins considérables qu'à l'état physiologique. Plus la convalescence fait de progrès, plus cet état tend à disparaître; le sang est bien altéré, mais il ne l'est pas comme dans la chlorose, ce qui explique parfaitement comment les symptômes que l'on observe alors disparaissent si promptement si on lui oppose cette maladie.

Mais le sang ne diminue pas seulement de volume, il ne perd pas seulement de ses globules, mais encore de son albumine, de sorte qu'il devient plus fluide et peut souvent transuder à travers la peau; de là cette tendance aux hydropisies marquées le plus ordinairement par un œdème léger aux malléoles et un peu de bouffissure à la face. Le sang a donc perdu la plupart de ses principes actifs; par conséquent il cherche activement à se reconstituer avec de nouveaux éléments: de là l'origine de cet appétit sans bornes que l'on remarque chez la plupart des convalescents. Le plus souvent on ne doit pas y satisfaire, car l'estomac ne peut encore fonctionner activement, et il en résulte des pesanteurs, des borborygmes, de la diarrhée, enfin tous les symptômes d'une indigestion. Ces indigestions dans la plupart des convalescences sont graves, mais elles le sont surtout dans celles de la fièvre typhoïde; dans ce cas, elles peuvent amener la mort, ainsi que je l'ai déjà fait remarquer un peu plus haut.

L'absorption est très-active, ce qui nous rend compte de la facilité avec laquelle les convalescents contractent les maladies miasmatiques. La circulation se fait le plus souvent d'une manière irrégulière; le pouls est faible, peu accéléré, se laissant déprimer avec la plus grande facilité, s'accélérant du reste très-facilement, sous la moindre influence morale; la respiration se fait mal. Le malade, à la suite de la moindre fatigue, devient tout essoufflé.

Les urines cessent de présenter les caractères qu'elles avaient pendant la maladie, et sont chargées d'une quantité d'acide urique beaucoup moins considérable. Les fonctions cérébrales se régularisent et semblent se réveiller, la mémoire, l'intelligence reviennent peu à peu à mesure que la santé s'affermit.

Le système musculaire a toujours peu d'énergie, quelle que soit d'ailleurs l'affection première qui a été le point de départ de tous les accidents.

Les organes des sens supportent mal les impressions un peu vives, et ce n'est qu'après un certain temps qu'ils reprennent leur énergie habituelle; le sommeil enfin, d'inquiet, d'agité qu'il était pendant le cours de la maladie, devient calme, tranquille et réparateur.

§ IV.

Règles Hygiéniques.

L'hygiène exerce une grande influence sur la convalescence, et c'est une des conditions de l'existence humaine où cette science montre le plus son pouvoir. Voici du reste les règles les plus ordinaires auxquelles il faut soumettre le malade.

On doit premièrement le soustraire autant que possible aux variations de température, à l'action de l'air froid et humide; si l'on n'avait pas soin de prendre ces précautions, il ne serait pas rare de le voir retomber malade ; de là donc l'emploi de vêtements chauds, lors même que le milieu ne le comporterait pas.

Le régime alimentaire, surveillé avec le plus grand soin, doit être proportionné non pas à la faim des convalescents, mais à leur puissance digestive; il faut qu'ils mangent peu à la fois mais souvent. Le choix des aliments est de la plus haute importance, et l'on doit consulter sous ce rapport les habitudes individuelles, tant qu'elles ne sont pas nuisibles.

Les sécrétions et les excrétions doivent être examinées avec le plus grand soin, de manière à pouvoir les modifier, si on le juge nécessaire. Ainsi on peut diminuer les sueurs, en donnant aux malades un peu de quinquina. Les urines rares et concentrées seront ramenées à leurs conditions normales à l'aide de boissons abondantes. La constipation sera combattue par quelques lavements. Si par hasard il existait quelques pollutions nocturnes, on aurait recours aux bains simples et gélatineux, qui les feraient promptement disparaître. Les premières promenades doivent être prudemment dirigées et faites en voiture, si cela est possible, et en ayant soin d'éviter les influences atmosphériques fâcheuses.

Enfin il faut autant que possible empêcher qu'aucune émotion vive ne vienne frapper le moral du convalescent; on interdira toutes préoccupations sérieuses, toutes fatigues intellectuelles, tout travail au-dessus de ses forces.

CHAPITRE XII.

§ I.

Infirmités.

On appelle infirmité un vice dans notre être; il peut être acquis, mais souvent aussi il est congénial.

Les infirmités produisent plutôt une gêne qu'un désordre morbide dans les fonctions, elles nous forcent à contracter des habitudes nouvelles plutôt qu'à employer des médicaments ou des opérations. Un certain nombre exercent une fâcheuse influence sur le moral, déterminent de la tristesse et conduisent souvent même à l'hypocondrie.

Les infirmités méritant principalement ce nom sont la plupart des vices de conformation congénitales, le pied-bot, le bec de lièvre, l'adhérence des doigts, celle des membres, l'absence de cloisons nasales, l'ankilose congéniale d'une ou de plusieurs articulations, l'atrophie également congéniale d'un membre.

Parmi les infirmités accidentelles, on note la perte d'un œil ou la cécité complète, la surdité complète ou incomplète, la perte du goût, celle d'un ou de plusieurs membres, etc., etc.

Enfin on regarde quelquefois la présence d'un exutoire comme une infirmité, un séton, par exemple, ou un cautère.

Telles sont les principales infirmités et la fin de la première partie de l'hygiène, de celle qui prend pour objet de son étude celui qui fait le *sujet* de l'hygiène, c'est-à-dire l'*Homme*.

DEUXIÈME PARTIE.

MATIÈRE DE L'HYGIÈNE.

SECTION I.

CIRCUMFUSA.

CHAPITRE Ier.

DE L'AIR.

§ I.

L'homme est plongé dans un milieu que l'on désigne sous le nom d'atmosphère, son étude comprend plusieurs parties ; nous commencerons par celle de l'air.

L'air est un mélange formé de deux gaz principaux qui sont désignés en chimie sous les noms d'oxygène et d'azote. Pour 100 parties d'air, il y a 21 d'oxygène et 79 d'azote. Cette composition est celle d'un air tout à fait pur ; pour celui que nous respirons, il faut ajouter une certaine quantité de vapeur d'eau, un peu d'acide carbonique et d'ammoniac.

Si l'on étudie l'action des deux premiers gaz sur l'économie, on trouve qu'ils diffèrent complètement entre eux sous le rapport de leurs propriétés. En plongeant par exemple une bougie éteinte dans l'oxigène, on la voit se rallumer immédiatement et brûler d'un vif éclat ; en plaçant un animal dans le même gaz, on le voit vivre pour ainsi dire d'une nouvelle vie. On a fait mieux qne cela : un homme a eu le courage de se placer sous une cloche pleine de ce gaz; à peine y était-il introduit qu'il a senti sa température s'augmenter; en même temps, il a éprouvé comme un bien-être général causé peut-être par la suractivité de tous les phénomènes vitaux.

D'après ces expériences, il est impossible de ne pas reconnaître à l'oxygène la propriété d'opérer d'une manière active dans les phénomènes de la vie. Il s'agit maintenant de se rendre compte de son mode d'action.

On ne peut vivre qu'à une condition, c'est que le corps soit maintenu toujours à une température de 38 à 40 degrés centigrades; cette température s'obtient au moyen d'une combustion. L'homme à chaque instant émet une certaine quantité d'une substance appelée carbone et provenant de la décomposition de nos tissus. Ce carbone se combine avec l'oxygène et produit de la chaleur. Il se passe là ce qui a lieu dans une cheminée; car l'oxygène de l'air s'unit de la même manière au carbone du bois, pour donner naissance à de l'acide carbonique. Mais cette union du carbone à l'oxygène de l'air ne se fait pas comme on le sait, sans un dégagement considérable de chaleur.

Le rôle du second gaz ou de l'azote est beaucoup moins important. Il est destiné à tempérer tout simplement l'action puissante mais par trop active de l'oxygène. Un animal plongé dans une cloche pleine d'azote meurt au bout de quelque temps; il meurt non pas parce qu'il est empoisonné, mais parce qu'il est entouré de toutes parts d'un gaz impropre à la vie.

Il me reste à vous parler de l'ozone qui est de l'air, mais de l'air profondément modifié sous l'influence de l'électricité, l'air ordinaire n'a pas d'odeur ; l'ozone, au contraire, a une odeur très-forte qu'il est même difficile de supporter. Il jouit de propriétés toutes spéciales, entre autre de celle d'activer la putréfaction des matières animales; il aurait aussi, d'après de nouvelles recherches, une grande influence sur la marche du choléra.

Si l'on étudie maintenant l'air d'une manière générale, on le trouve avec des caractères différents, suivant le lieu où on l'examine. Ainsi l'air d'une grande ville n'est pas le même que celui des champs. Celui que l'on respire dans un appartement offre aussi des différences avec celui que l'on respire dans les villes. Ces airs sont différents, parce qu'ils sont altérés de différentes manières. Nous allons donc maintenant étudier les altérations de l'air.

§ II.

Altérations de l'air. Elles peuvent être divisées en deux grandes classes; dans la première, on fait rentrer toutes celles qui sont appréciables par les moyens chimiques; dans la deuxième, au contraire, on range toutes les altérations, reconnaissant pour cause des principes que la chimie ne peut pas reconnaître, mais dont cependant on doit admettre l'existence, à cause des effets qu'elles produisent.

Première classe. Les altérations de la première classe sont de deux ordres; nous avons vu un peu plus haut que l'air contient de l'azote et de l'oxygène et toujours un peu d'acide carbonique et d'ammoniac. Quand l'acide carbonique est par exemple en trop grande quantité, il constitue le premier ordre d'altération, ordre caractérisé tout simplement par une plus grande quantité d'un des éléments de l'air.

La présence de l'acide carbonique dans l'air en trop

grande quantité est extrêmement dangereuse; tous ces accidents que les habitants des grandes villes voient survenir dans les lieux ou sont rassemblés un grand nombre d'individus, sont produits le plus souvent par l'action délétère de ce gaz, et n'allez pas croire qu'il en faut une grande quantité; 6 ou 7 pour 100 suffisent pour déterminer l'asphyxie.

Avant d'aller plus loin, je crois utile de vous raconter l'histoire des assises d'Oxford. Il y a déjà longtemps, à Oxford, on jugeait un pauvre diable qui, je crois, devait être pendu. Grâce aux circonstances intéressantes du procès, une grande foule de peuple était accourue et se pressait dans la salle d'audience, qui était basse et mal éclairée. Bientôt le président cessa d'interroger, l'accusé de répondre, les curieux d'entendre, ils tombèrent tous enfin dans un sommeil léthargique. Les gens du dehors attendirent longtemps la sortie du tribunal et des auditeurs, mais vainement. On se décida alors à entrer dans la salle d'audience, et l'on trouva le tribunal, l'auditoire et l'accusé ne donnant plus trace de vie; ils étaient tous morts.

Du reste, tout le monde connaît l'action délétère de l'acide carbonique. Quand on veut se suicider, que fait-on? on se renferme hermétiquement dans son appartement et l'on brûle du charbon. Il se développe alors de l'acide qui joint à un autre dont nous parlerons plus loin , ne tarde pas à amener la mort.

Les personnes qui emploient ce procédé pour se faire mourir, ne souffrent que quelques secondes, mais elles souffrent horriblement, si l'on s'en rapporte à la relation d'un malheureux qui, après avoir été déçu dans ses espérances, se donna la mort au moyen du charbon, ayant eu le soin de noter tout ce qu'il éprouva avant de mourir.

La production de l'acide carbonique dans un lieu où se trouvent réunies un grand nombre de personnes, peut s'effectuer de deux manières : 1°. par la combustion du charbon contenu dans notre corps; 2°. par la combustion du carbone contenu dans le bois. L'asphyxie, dans ce dernier cas, n'est pas tout-à-fait identique à celle du premier ; on n'est pas asphyxié alors seulement par de l'acide carbonique, mais encore par un autre gaz qui se développe au moment de la combustion du charbon et qui est connu sous le nom d'oxyde de carbone.

Ces exemples sont frappants et ne peuvent laisser aucun doute sur l'action délétère de l'acide carbonique; on le sait du reste généralement, et cependant cela n'empêche pas qu'on ne se conduise toujours de manière à favoriser le plus possible l'action de ce poison funeste. Examinons ce qui se passe dans les villes, nous verrons ensuite ce que l'on observe dans les campagnes.

Dans les grandes villes, si l'on augmente la largeur des rues, on diminue en revanche considérablement l'étendue des appartements, la hauteur des plafonds. Dans une même chambre souvent une nombreuse famille se trouve réunie, et pour ne pas perdre la chaleur, on a bien soin de tenir fermées portes et fenêtres; l'air ainsi confiné ne tarde pas à se vicier; cette viciation toutefois n'est pas assez prononcée pour causer la mort, mais assez pour altérer profondément la santé. Du reste ici, l'acide carbonique n'est pas la seule cause du mal. Les substances animales, répandues sous forme d'atomes dans l'air de la chambre, se corrompent et produisent enfin un grand nombre des affections graves qui occasionnent la mort; pour n'en citer qu'un exemple, je parlerai de la fièvre typhoïde. Ainsi donc en définitive, les grandes villes, qui autrefois présentaient de nombreuses causes d'infection, ont gagné peut-être un peu sous le rapport de la pureté et de l'abondance de l'air, mais elles laissent encore beaucoup à désirer.

Passons maintenant aux habitants de la campagne. Le paysan ne suit guère les règles hygiéniques dans la construction de sa demeure. Pour se défendre plus facilement contre le froid, il creuse dans le sol son habitation et la recouvre de chaume, ne laissant entrer l'air que par des ouvertures très-étroites. Malgré toutes ces défectuosités, il se porte mieux que le citadin; sa constitution est beaucoup plus forte, son tempérament toujours meilleur. Cela s'explique si l'on réfléchit que par la nature de ses travaux, il est le plus souvent forcé de travailler en plein air, par conséquent à l'air pur, tandis que l'habitant de la ville, lors même qu'il quitte son domicile, vit encore dans une atmosphère toute corrompue.

De ces données, on doit tirer cette loi hygiénique qu'il faut laisser circuler le plus possible de l'air pur dans nos appartements, lors même à souffrir un peu du froid. Quand aux autres principes entrant dans sa composition, ils ne sont jamais en assez grande quantité pour déterminer de graves accidents. Je les passe donç sous silence.

La *deuxième classe d'altération* est celle qui est constituée par des principes nouveaux, qui viennent s'ajouter à la composition de l'air et les vicier complètement. Les principaux sont : l'*hydrogène carboné*, l'*hydrogène phosphoré*, l'*hydrogène sulfureux*. Ces corps sont ainsi appelés, parce qu'ils sont formés par la combinaison de deux corps simples; on les désigne encore sous le nom de carbure d'hydrogène, d'acide hydrophosphorique, d'acide sulfhydrique.

Le *carbure d'hydrogène* n'existe que dans les houillères, où se trouvent des matières végétales en décomposition. Ce gaz, qui est non respirable et très-délétère, a la propriété de s'enflammer et de déterminer des explosions extrêmement violentes.

Davy, pour remédier à cet inconvénient, a imaginé à l'usage des mineurs une lampe spéciale à laquelle on a donné son nom.

L'hydrogène phosphoré est produit par la putréfaction de substances animales. Vous connaissez toutes ces petites flammes qui brillent pendant la nuit au-dessus des tombes et qui ont donné naissance à tant de légendes; eh bien! ces flammes ne sont autre chose que de l'hydrogène phosphoré. Ce gaz est très-malsain et altère promptement la santé. Autrefois, lorsque les cimetières étaient situés au milieu des villes, il agissait d'une façon funeste sur la santé publique; mais depuis longtemps, grâce à leur éloignement de toute habitation, son action ne se fait plus sentir. Dans les campagnes, la coutume persiste encore de placer le cimetière derrière l'église, et comme celle-ci se trouve ordinairement au centre du village, les habitants sont soumis à l'action des principes résultant de la décomposition des corps. Heureusement cette action est à peine marquée, car à cause de leur peu de population, la mortalité n'est pas très-considérable, et par conséquent les principes résultant de leur décomposition en trop petite quantité, pour agir d'une manière nuisible sur la santé publique. Cependant il serait peut-être bon de faire disparaître encore cet usage.

Il me reste à vous entretenir du troisième corps, je veux parler de l'*hydrogène sulfureux* ou *acide sulfhy-*

drique. L'acide sulfhydrique provient principalement des lieux d'aisance; lorsque nous étudierons les aliments, nous verrons que plusieurs plantes renferment des quantités notables de soufre qui ne sont pas absorbées; la plus grande partie est rejetée au dehors et transformée alors en acide sulfhydrique. Cette odeur suffocante d'œuf pourri qui s'exhale des lieux d'aisance (ce qui prouve, par parenthèse, que les œufs contiennent une grande quantité de soufre), n'est autre chose que de l'acide sulfhydrique.

Ce gaz est peut-être l'un des plus délétères que l'on connaisse; un animal placé sous une cloche en contenant une petite quantité, meurt presque immédiatement. Il faut donc se préserver, autant que possible, de son action. Plusieurs procédés ont été imaginés pour le détruire; on a fait usage du chlorure de chaux, du chlorure de sodium; mais, quoique ces moyens soient peu dispendieux, on ne les emploie guère. Le plus simple, mais celui qui offre le plus de danger, consiste à brûler tous les matins ce gaz, en prenant la précaution de placer le feu un peu au-dessus de la lunette. Quand le gaz est en petite quantité, il n'y a point d'explosion ou du moins elle est à peine appréciable; quand, au contraire, il y a longtemps qu'on n'a pratiqué cette opération, il y en a toujours une qui peut occasionner des accidents graves.

Vous vous demandez peut-être ce qui se passe alors; je vais essayer de satisfaire en quelques mots votre curiosité. L'acide sulfhydrique n'est autre chose qu'un composé d'hydrogène et de soufre; mais l'hydrogène est un gaz qui a une grande affinité pour l'oxygène, dont j'ai déjà parlé, en faisant l'histoire de l'air. La chaleur déployée par le corps en ignition que l'on rapproche, permet la combinaison de ces deux gaz; il se produit alors de l'eau, et le soufre se dépose en quantité extrêmement petite sur les parties environnantes.

L'eau formée est aussi en si faible quantité qu'il semble que réellement il ne reste rien de la destruction du gaz. Pour bien voir ce phénomène, il faut le faire dans un laboratoire de chimie, on peut alors parfaitement recueillir les produits que nous venons de nommer.

Le gaz détruit, tout est détruit, car tout le monde sait que le soufre et l'eau ne sont pas des substances nuisibles. J'ai insisté sur ce point d'hygiène, parce que je le crois très-important et, en vous indiquant ce dernier procédé, je pense vous avoir mis à même de détruire une des substances qui peuvent nuire le plus à l'homme.

§ III.

Des Poussières.

L'air peut être encore altéré par des poussières fines en suspension dans l'atmosphère. Ces poussières sont de trois sortes; elles peuvent être minérales, et ce sont celles dont nous allons nous occuper le plus ici; elles peuvent encore être végétales ou animales.

Les poussières minérales sont ordinairement de nature très-variable; ce sont tantôt des poussières d'or, d'argent, tantôt des poussières de cuivre, de fer et de plomb. Tous les états dans lesquels on travaille ces métaux y sont sujets; elles peuvent agir sur l'homme de deux manières: comme corps étrangers, introduits dans les voies aériennes et comme poison. Comme simples corps étrangers, elles sont déjà très-nuisibles et capables de déterminer des affections de poitrine extrêmement graves, souvent même mortelles. Les deux principales sont le catarrhe pulmonaire et la phthisie.

Les autres poussières minérales agissent aussi de la même manière, mais leur influence toxique est de beaucoup plus grave. Il suffit de travailler pendant un mois ou deux dans une fabrique de céruse pour voir se développer une des affections les plus terribles dont puisse être atteint l'homme, des coliques de plomb.

Les poussières animales et végétales agissent comme corps étrangers, mais un certain nombre peuvent se décomposer et se comporter comme les miasmes.

Ces genres de poussières sévissent sur un nombre beaucoup plus considérable d'individus que les premières. Les charbonniers, les matelassiers sont toujours plongés dans une atmosphère formée par ces dernières : aussi la phthisie pulmonaire s'observe très-fréquemment chez eux, beaucoup plus encore que le catarrhe pulmonaire. Interrogez, par exemple, les charbonniers; tous vous diront qu'ils toussent ou bien qu'un des membres de la famille tousse, qu'enfin déjà plusieurs des leurs sont morts de la poitrine.

On ne saurait donc trop conseiller aux personnes qui sont toujours en contact avec ces poussières, de prendre des précautions de manière à se soumettre le moins possible à leur action funeste, mais il semble qu'elles sont heureuses de faire tout l'opposé, et ne se trouvent bien que lorsqu'elles y sont plongées entièrement.

§ IV.

Deuxième classe. *Altérations de l'air par des principes non appréciables à nos moyens d'investigations.*

Ces altérations sont au nombre de deux. Ce sont les *miasmes* et les *effluves*.

Les miasmes sont produits : 1°. par les corps vivants, ce sont ceux qui sont le résultat de l'exhalation pulmonaire et cutanée; c'est spécialement à ces derniers que l'on réserve le mot de miasmes; 2°. par la décomposition des matières animales; ils sont encore désignés sous le nom d'émanations putrides.

Des miasmes proprement dits. Lorsque plus haut je disais qu'il fallait, autant que possible, éviter l'encombrement, avoir des chambres vastes et aérées, j'avais deux fois raison; en effet, en évitant l'encombrement, en permettant l'arrivée d'un air frais et pur dans un appartement, on empêche les miasmes de séjourner, d'y prendre demeure pour ainsi dire, et de donner naissance aux affections qui en sont la conséquence. Regardez, en effet, ce qui se passe dans les hôpitaux, dans les casernes, dans tous les lieux où il y a un grand nombre d'individus; s'il se déclare sur quelque sujet une affection épidémique, c'est-à-dire capable d'être transmise, immédiatement un grand nombre d'autres individus en seront atteints; et il ne faut pas croire que ce soit par contact, car le médecin les soigne tous, les palpe, les ausculte, et il semble en être moins atteint que les autres. Une personne, au contraire, qui couchera dans le même bâtiment, mais dans un endroit cependant éloigné, en sera frappée. Ainsi ne craignez pas de soigner les personnes atteintes du choléra, de la fièvre jaune, de la fièvre typhoïde, qui sont les affections épidémiques, par excellence, mais seulement évitez de rester trop longtemps dans l'atmosphère qu'elles respirent. Le même précepte est applicable à la rougeole, à la scarlatine et à la variole qui sont aussi des affections contagieuses.

Les maladies citées plus haut sont toujours épidémiques; celles que je vais énumérer maintenant ne le sont que dans certaines circonstances. Ce sont 1°. la bronchite appelée encore grippe; 2°. la méningite; 3°. l'érysipèle; 4°. la dyssenterie; 5°. les affections pseudo-membraneuses; 6°. certaines affections gangréneuses; 7°. enfin la coqueluche.

En finissant, il est bon de rappeler encore que les maladies épidémiques ne se transmettent jamais par le contact, mais toujours par les émanations qui s'échappent de la surface du corps et qui nous sont transmises par l'intermédiaire de l'air.

Les émanations putrides altèrent la santé d'une manière générale et déterminent le plus souvent une diarrhée qui affaiblit considérablement le malade et le conduit à la mort. C'est assez vous dire combien l'on doit éviter leur influence.

Trois conditions sont indispensables à la production de la décomposition putride :

1°. La présence de l'oxygène de l'air et la facilité plus ou moins grande de son renouvellement;

2°. Une température moyenne, c'est-à-dire ni trop haute, ni trop peu élevée;

3°. Enfin un certain degré d'humidité.

Toutes ces conditions, vous les connaissez; vous savez parfaitement que pendant l'été, quand il y a eu de la pluie, que l'atmosphère est chargée d'humidité, il est impossible de garder la viande; qu'au contraire pendant l'hiver, la chose est très-facile, d'autant plus facile que la température est plus basse et moins chargée d'humidité. Enfin vous savez encore parfaitement que, quand vous voulez arrêter la putréfaction, c'est-à-dire la fermentation putride, pour parler plus scientifiquement, vous chauffez fortement les substances que vous voulez conserver.

Vous êtes peut-être curieux de savoir pourquoi l'on arrête la putréfaction des matières animales, en les chauffant; en voici la raison. Il existe dans ces matières une substance spéciale que la science appelle *ferment*, ayant la propriété d'agir sur la masse toute entière, de manière à produire la putréfaction; or, en chauffant ces matières, vous coagulez cette substance, et par là vous lui enlevez son action putréfiante. La putréfaction présente aussi, dans sa marche, des particularités intéressantes, sur lesquelles je vais un peu insister. Généralement les savants lui reconnaissent quatre périodes.

La première est la période d'évent; vous connaissez tous ce que c'est que de la viande éventée. Dans l'évent, l'odeur n'est pas bien caractérisée; c'est plutôt par le goût que l'on se rend compte de ce qui s'est passé.

La deuxième période est désignée sous le nom de putréfaction commençante. L'odeur devient alors très-désagréable, très-intense; le goût insupportable. La couleur et la consistance de la substance animale se modifient. Son odeur est le résultat de la formation d'une grande quantité de gaz ammoniacaux.

Dans la troisième période ou de putréfaction avancée, on observe tous les caractères mentionnés plus haut, mais à un degré beaucoup plus marqué encore.

Dans la quatrième, l'odeur disparaît presque complètement. Le corps se présente sous la forme d'une masse noire qui ne tardera pas à se mélanger avec la terre sur laquelle elle repose pour former du terreau. Vous avez reconnu dans cette dernière ce que vulgairement on désigne par le nom de charogne, pardonnez-moi l'expression; mais il vous permet de saisir parfaitement ce que je veux dire.

Il me reste maintenant à vous parler des *effluves*. Les effluves sont le résultat de la décomposition des végétaux qui croissent dans une eau stagnante.

D'autres opinions ont régné sur ce point; les uns ont pensé que c'étaient les insectes résultant de la décomposition des matières organiques qui produisaient ces miasmes, d'autres ont dit que le dégagement considérable de gaz qui se fait à la surface des marais en était la cause; ils l'ont même recueilli et ils ont pu découvrir qu'il était uniquement formé par de l'hydrogène carboné. Ce gaz est délétère et agit d'une manière funeste sur la santé de l'homme, mais jusqu'à présent, on n'est pas parvenu à produire la fièvre intermittente, en le faisant respirer à un animal.

La dernière opinion, celle qui réunit le plus grand nombre de défenseurs, consiste à regarder la putréfaction des matières végétales, qui se trouvent toujours en si grande quantité dans les eaux des marais, comme le résultat des émanations putrides qui s'échappent de leur surface.

Ce qui vient donner un plus grand poids à cette manière de voir, c'est ce que l'on observe dans les pays où existent des rizières ou plantations de riz, et dans ceux où se pratique le rouissage; les pieds de riz doivent être, pendant six mois, plongés dans l'eau; le rouissage consiste aussi à laisser pourrir dans l'eau le chanvre, de manière à faciliter l'extraction des fibres ligneuses qui doivent servir à faire de la toile; dans les deux cas, comme on le voit, il y a décomposition de matières végétales. Dans ces pays, on voit aussi survenir très-fréquemment la fièvre intermittente, affection qui est regardée comme étant toujours causée par les effluves marécageux.

Ainsi donc, en résumé, il n'est guère possible d'admettre que l'origine des effluves ne soit pas due à la décomposition des matières végétales.

Si l'on cherche maintenant les circonstances qui favorisent l'action de ce poison, on trouve 1°. la température; 2°. l'élévation plus ou moins considérable du lieu où l'on se trouve; 3°. l'instant de la journée; 4°. les vents.

La température est indispensable au développement des effluves. Ce n'est que pendant l'été qu'ils agissent; plus la chaleur est intense, et plus ils sont délétères.

Quand une habitation est sur une hauteur, l'action paludéenne se fait sentir, mais bien faiblement; l'on ne saurait trop conseiller aux habitants des contrées marécageuses de choisir pour établir leur demeure les endroits les plus élevés de la contrée. Il faut aussi qu'ils prennent une précaution très-importante, celle de tourner la façade de leur maison dans une direction opposée à celle du marais; on facilite ainsi beaucoup moins l'entrée des miasmes dans l'intérieur des habitations.

Il y a aussi des instants de la journée qui sont beaucoup plus favorables à l'action des effluves marécageux sur l'homme. Les malheureux habitants des marais Pontins le savent parfaitement, et avant et après le coucher du soleil, ils ont bien soin de ne jamais sortir de chez eux.

Les effluves sont facilement transportés par les vents et même à des distances très-grandes; les habitants des pays marécageux ne sauraient donc prendre trop de soins pour tourner la façade de leur maison dans un sens opposé à celui du marais, comme je l'ai fait observer plus haut.

La cause principale des fièvres intermittentes est la décomposition des matières végétales; mais ce n'est pas la seule, il y en a encore une autre qui a une importance presque aussi considérable que la première; c'est le mélange des eaux salées avec les eaux douces; aussi est-il très-fréquent, pour ne pas dire constant, de voir régner d'une manière continue la fièvre intermittente à l'embouchure des grands fleuves.

Ainsi donc les règles hygiéniques qui viennent d'être indiquées, sont aussi applicables à ceux qui habitent sur certains bords de fleuves, à l'embouchure du Nil et du Gange, par exemple; l'action des miasmes est même tellement terrible que, malgré tous leurs efforts, les hommes n'ont pas réussi à y fixer leur demeure.

Il a été déjà démontré que la fièvre intermittente était un des effets pernicieux des effluves; ne croyez pas toutefois que ce soit le seul, c'est encore à eux que l'on attribue l'origine du choléra et de la fièvre jaune. Mais ne nous occupons ici que de la fièvre intermittente qui, comme tout le monde le sait, est très-fréquente en France. Il y a des régions même où elle se présente avec une telle intensité que tous les habitants en sont frappés indistinctement.

Quand on n'a pas pris soin de la couper, elle finit par mener lentement à la mort; on a alors ce que l'on a désigné en médecine par le nom de cachexie paludéenne.

Pour consoler un peu les tristes régions où se développe cette maladie, on a avancé que la phthisie ne se produisait pas là où existaient les fièvres intermittentes.

On a dit encore que la fièvre typhoïde était dans le même cas, mais on avait oublié de faire remarquer que les fièvres intermittentes existent dans des lieux où on observe rarement ces affections, grâce à l'élévation de la température. Dans les pays plus froids où cependant se développe cette maladie, on a rencontré aussi la phthisie; ce qui vient donner un démenti à la proposition émise plus haut.

CHAPITRE II.

DE LA PRESSION ATMOSPHÉRIQUE.

§ I.

De toutes parts, l'homme est pressé par l'air; la pression qu'il supporte ainsi est évaluée à une colonne d'eau qui aurait pour hauteur 32 mètres, ou à une colonne de mercure qui aurait 76 centimètres.

Cette pression n'est pas la même dans tous les endroits; sur les montagnes élevées, par exemple, elle est beaucoup moins considérable que dans les plaines, cette diminution de pression, surtout lorsqu'elle est très-prononcée, donne naissance à plusieurs phénomènes dont voici les principaux : à mesure que l'on s'élève, on sent de la gêne dans la respiration; le sang afflue à la surface du corps, il y a de fréquentes hémorragies, soit nasales, soit même cutanées; en même temps, la température du corps s'abaisse beaucoup, et, à certaines hauteurs, le froid est tellement intense que l'on ne peut y séjourner.

Il me reste à noter une autre particularité propre aux ascensions sur des lieux élevés, et qui offre un certain intérêt. Lorsque l'on gravit une montagne, à mesure que l'on s'élève, on éprouve une fatigue qui véritablement n'est nullement en rapport avec le chemin parcouru. Autrefois on ne se rendait pas bien compte de ce phénomène ; mais, depuis les recherches des frères Weber, la difficulté a complètement disparu. L'extrémité supérieure de l'os de la cuisse (ou femur des anatomistes) est maintenue, par la pression atmosphérique, dans l'intérieur d'une cavité appelée cotyloïde ; plus cette pression est considérable, plus sa fixité devient grande. Mais, dès qu'elle diminue, cette fixité devient aussi moins forte, de sorte que les muscles sont forcés d'agir pour empêcher le femur de sortir de son intérieur ; de là cette fatigue extrême que l'on éprouve lorsqu'on gravit de hautes montagnes.

Pour mesurer le degré de la pression atmosphérique, on se sert d'un instrument spécial appelé baromètre. Cet instrument se compose d'un tube dans lequel on a fait le vide et que l'on a mis en contact avec du mercure. Celui-ci monte dans l'intérieur, comprimé qu'il est par la pression extérieure, de sorte qu'en supposant au tube 76 centimètres, il se trouve bientôt rempli de ce liquide.

§ II.

De l'air en mouvement.

L'air en mouvement prend la dénomination de vent. Voyons comment il peut être mis en mouvement. La plupart du temps, les variations de température en sont la cause.

En effet, sous l'influence d'une température élevée, l'air se dilate considérablement ; ainsi une quantité donnée d'air qui occupait un certain espace pourra remplir un espace double, triple et même quadruple.

Mais si la température de ce mélange gazeux vient tout-à-coup à baisser, à regagner le degré qu'il avait précédemment, il tendra à revenir sur lui-même, il en résultera un vide qui sera immédiatement comblé par l'air des parties environnantes. Ce dernier sera donc mis en mouvement et produira un vent dont l'intensité sera en rapport avec la promptitude que mettra le premier à se condenser.

Mais ce n'est pas là la seule cause productrice des vents. Les nuages, par exemple, en se fondant, laissent aussi des espaces vides qui, en se remplissant d'air, produisent le vent par un mécanisme identique à celui dont nous venons de parler. Il y a encore d'autres causes, mais elles sont beaucoup moins connues.

On en distingue plusieurs espèces : la première comprend les vents alizés qui existent de chaque côté de la ligne jusqu'au 30e degré, ils soufflent constamment, ce qui permet au navigateur de savoir, quand il est dans ces parages, quelle doit être sa conduite.

Les vents périodiques appelés moussons sont dans le même cas, et forment la seconde espèce.

La troisième est celle des vents variables; leur direction est extrêmement irrégulière. Tantôt ils viennent du nord et ils sont généralement froids ; tantôt, au contraire, ils viennent du midi et sont chauds. Ils peuvent venir de l'est ou de l'ouest et même de tous les points intermédiaires à ces quatre points principaux. C'est cette variabilité qui a conduit les marins à construire ce que l'on connaît sous le nom de *rose des vents*.

Il y a encore quelques vents spéciaux qu'il est bon de connaître et dont vous entendez souvent parler. Ces vents sont : les vents du sud des Alpes; le mistral, vent du midi de la France; le simoun, vent des bords du Nil, et enfin le sinaco, vent de l'Italie.

L'action de tous ces vents est extrêmement dangereuse; pour quelques-uns même on ne peut s'y soumettre sans être frappé d'une mort certaine. Aussi les habitants de ces différentes contrées les craignent-ils beaucoup et emploient-ils tous les moyens qui sont à leur disposition pour s'y soustraire.

CHAPITRE III.

CHALEUR.

§ I.

Aux premiers temps du monde, il a pu se faire que la terre fût une masse incandescente; puis, à mesure que les âges se sont écoulés, la surface s'est refroidie et a fini par donner naissance au sol.

Tout ceci, ce ne sont que des hypothèses, mais ce qui ne l'est pas, c'est que la température de la terre augmente à mesure que l'on s'enfonce plus profondément dans son sein; et pour n'en citer qu'un exemple, je puis vous parler du puits artésien de Paris dont l'eau a 32 degrés quand elle sort de terre.

Une autre chose aussi dont on ne peut douter, c'est que l'épaisseur de la croûte terrestre n'aille toujours en augmentant, de sorte qu'il est permis de se demander si dans les siècles à venir, elle sera assez chaude pour pouvoir être habitée. Tout ceci, du reste, n'a d'importance que pour la température générale de la terre; mais il y a d'autres causes qui influent d'une manière beaucoup plus immédiate sur la température des continents.

Ces causes sont la latitude d'un lieu, son niveau au-dessus de la mer, la position à latitude égale des continents et des mers qui n'ont pas le même pouvoir émissif et absorbant.

Mais il faut que je vous dise ce que l'on entend par latitude : la latitude est la distance plus ou moins grande d'un lieu, par rapport à une circonférence fictive passant par le centre de la terre et désignée sous le nom d'équateur. Plus une contrée est éloignée de cette ligne, plus sa température est froide; de sorte qu'aux pôles, par exemple, le froid devient tellement intense que l'homme ne s'y aventure presque jamais, sans y trouver la mort. Témoin l'histoire du capitaine Franklin et de tant d'autres.

En mer, et en pleine mer surtout, la température est beaucoup plus basse que sur les continents, et cela tient à ce que les couches d'air qui sont le plus rapprochées de la surface de la mer s'échauffent bien plus difficilement que celles qui existent à la surface de la terre; car il ne faut pas croire que nous avons chaud parce que le soleil nous envoie directement ses rayons; non, les choses ne se passent pas ainsi. Sous l'influence de la radiation solaire, le sol s'échauffe, les couches d'air qui se trouvent le plus rapprochées de sa surface s'échauffent aussi, et d'autant plus que la température a été plus élevée.

La terre, à cause de la nature de sa coloration, absorbe facilement la chaleur, et par conséquent sa température s'élève assez promptement; la surface de la mer qui est transparente l'absorbe beaucoup plus difficilement, elle en réfléchit même la plus grande partie, ce qui explique assez pourquoi la température maritime n'est pas la même que celle des continents. Ce ne sont pas, du reste, les seules causes de l'élévation ou de l'abaissement de la température.

Il y en a plusieurs autres, mais elles sont beaucoup moins importantes que les précédentes. Les unes sont terrestres; ce sont l'inégalité des terrains, la hauteur des montagnes, l'état de la surface de la terre suivant qu'elle est recouverte ou non de végétations, la quantité de neige tombée en hiver.

Les autres sont atmosphériques, ce sont l'humidité de l'air, les variations barométriques, l'agitation ou la pureté de l'air.

D'autres enfin sont maritimes : dans les régions tempérées, la configuration des côtes, leur situation à l'est ou à l'ouest des continents, la présence plus ou moins prolongée des glaces, les courants maritimes; toutes ces causes influent d'une manière remarquable sur la température d'un lieu.

Aussi n'est-il pas rare de voir dans un pays très-chaud des endroits très-froids, et réciproquement de trouver dans un climat froid une température beaucoup plus douce que ne le comporte en général la région.

La température moyenne est de 10 à 12 degrés pour nos contrées; dans les pays chauds, elle est beaucoup élevée et varie entre 20 et 30 degrés; dans les pays froids, elle est de 15, de 20 et même de 25 degrés au-dessous de 0.

Ces différentes températures sont facilement supportées par l'homme; il peut même en endurer de beaucoup plus élevées ou plus basses; on a vu des personnes rester pendant quelque temps dans des étuves approchant de 48 degrés. On cite même l'histoire d'une domestique de boulanger qui pouvait demeurer dans le four nouvellement chauffé pendant quelques instants, sans éprouver de graves indispositions.

L'abaissement de température est enduré aussi avec assez de facilité, et le capitaine Barth a supporté jusqu'à

56 et 57 degrés de froid dans les régions australes. Mais c'est là la limite extrême ; l'homme généralement ne peut être soumis à une température de plus de 15 degrés au-dessous de 0 ni de plus de 36 au-dessus, sans subir de graves atteintes dans l'économie.

Pour connaître la température d'un lieu, on se sert d'un appareil spécial qu'on appelle thermomètre et qui consiste en un tube contenant dans son intérieur soit de l'alcool, soit du mercure; quand la température s'élève, le liquide se dilate et monte dans le tube; quand elle baisse, le liquide se condense et la colonne diminue de longueur.

§ II.

Voyons maintenant quelles sont les ressources qu'a la nature pour permettre au corps de conserver toujours la même température. Quand celle-ci est très-élevée, la transpiration est très-abondante; mais cette transpiration est toujours accompagnée d'une évaporation considérable; il en résulte que la plus grande partie de la chaleur du corps est détruite, employée qu'elle est à transformer la sueur en vapeur d'eau ; de sorte que lorsque nous avons très-chaud, notre corps se refroidit beaucoup ; il y a donc là une sorte de balance qui fait que la température se maintient toujours la même.

Quand au contraire elle est peu élevée, l'évaporation ne se produit pas ou du moins si faiblement qu'elle n'est pas appréciable, et alors le corps ne perd rien de sa chaleur naturelle. Mais un autre moyen a été donné à l'homme d'augmenter sa température ; ce moyen, c'est l'alimentation, et cela explique pourquoi dans les pays froids il se nourrit si abondamment, pourquoi, au contraire, dans les pays chauds, il lui suffit d'une si petite quantité d'aliments pour entretenir sa vie.

Une alimentation abondante augmente le volume du sang et lui permet de circuler plus vite, d'être par conséquent plus souvent en contact avec l'oxygène de l'air, d'où résulte la formation d'une plus grande quantité d'acide carbonique, et par contre le dégagement d'une quantité plus considérable de chaleur.

Une température élevée ou très-basse a une influence marquée sur l'homme; quand elle est élevée, on remarque une accélération notable dans les phénomènes circulatoires et respiratoires, le poids total du corps diminue; les urines sont peu abondantes, très-épaisses, chargées de sédiments; toutes les sécrétions sont diminuées sauf la sécrétion biliaire et spermatique. Si cette élévation est portée à ses limites extrêmes et qu'elle dure pendant quelque temps, on ne tarde pas à voir survenir la mort, et ce qu'il y a de remarquable, c'est qu'alors même la température du corps ne s'élève pas au-dessus de 46 degrés.

Quand elle est basse, on observe encore de l'accélération dans les phénomènes de la circulation et de la respiration; mais toutes les sécrétions sont augmentées, excepté les sécrétions biliaire et spermatique. Du reste, l'homme se porte assez bien, il est vif, alerte, capable des plus grandes entreprises. Si le froid devient plus intense, la respiration, au lieu de s'accélérer, devient beaucoup plus lente; on se sent pris d'un besoin indicible de dormir et l'on ne tarde pas à se laisser entraîner à un sommeil qui semble délicieux et qui n'est que l'avant-coureur de la mort. Cette mort est généralement précédée de la congélation de certaines parties du corps et surtout des extrémités.

D'après ceci, on comprend combien il est important

de ne jamais permettre aux personnes soumises à l'influence du froid, de se laisser entraîner au sommeil. Aussi voit-on souvent dans les relations de voyage les conducteurs frapper brutalement avec des verges ou des fouets les malheureux qui sont tentés de s'abandonner à ce dangereux sommeil.

§ III.

Les habitants des pays chauds sont généralement moins forts, moins bien portants que ceux des pays froids et tempérés, aussi les méridionaux sont-ils plus mous, beaucoup plus paresseux que les habitants du nord, et vivent beaucoup moins longtemps que ces derniers. Cependant il ne faut pas croire que tous en soient là; il y a parmi eux quelques individus qui sont vigoureux, actifs, jouissant d'une santé parfaite et prolongeant pendant de longues années leur existence. Les Arabes, par exemple, sont dans ce cas.

Au premier abord, on s'explique difficilement pourquoi il en est ainsi, mais si l'on examine leur sobriété, on s'en rend facilement compte. Quelques dattes et un morceau de galette suffisent pour leur journée; chez les autres peuples du midi, la nourriture, au contraire, se rapproche beaucoup de la nôtre et est tout-à-fait incompatible avec la température du lieu. Dans ces climats, c'est activer la combustion que de se nourrir trop fortement, et par conséquent c'est accélérer sa fin. Les habitants du nord qui émigrent dans le midi, en sont un exemple frappant. S'ils continuent à mener la vie qu'ils suivaient auparavant, s'ils boivent comme autrefois, ils ne tardent pas à succomber. Mahomet savait parfaitement tout cela, et en proscrivant d'une manière absolue l'usage des vins chez les orientaux, il a peut-être rendu à ces peuples le plus grand des services.

Les maladies des pays chauds sont principalement les affections du foie et des organes digestifs; les hémorragies y sont aussi très-fréquentes, ainsi, que le pissement de sang désigné en pathologie sous le nom d'hématurie. Ce qu'il y a de singulier, c'est que les personnes qui y sont sujettes semblent ne pas en souffrir beaucoup; dans les pays du nord, au contraire, cet accident s'observe assez rarement et est toujours symptomatique d'affections graves. C'est encore dans les pays chauds que l'on observe la fièvre jaune et les fièvres intermittentes, c'est de là aussi que nous vient le choléra.

Les habitants des pays froids ont en général une santé beaucoup meilleure; le moindre excès de nourriture ou de boisson est toujours préjudiciable aux méridionaux; chez les habitants du nord, loin de leur être défavorable, ils ne peuvent avoir qu'une heureuse influence. Nourrissez même bien un homme du nord, et vous le rendrez capable de supporter les plus grandes fatigues, et cela pendant un temps considérable; aussi les peuples du midi sont-ils tout étonnés de voir les habitants du nord résister si longtemps à des travaux fatigants; et il y a un proverbe italien qui dit qu'à midi, dans les rues de Rome, on ne trouve que deux choses: des Francs et des chiens. Ainsi, rien n'arrête le travailleur septentrional, ni la chaleur accablante, ni la fatigue extrême, il vaque quand même à ses occupations.

Chez ces derniers aussi, la vie est beaucoup plus longue, quoiqu'ils soient soumis à un assez grand nombre de maladies qui ont pour siége surtout les organes respiratoires. Telles sont surtout la pneumonie, la phthisie pulmonaire, les affections catarrhales, etc. Le froid y est pour beaucoup, mais l'humidité qui règne généralement dans les contrées tempérées, c'est-à-dire dans celles qui tiennent le milieu, entre un grand froid et une grande chaleur, influe davantage sur leur développement. Il y a encore une maladie très-grave que l'on observe dans ces contrées, ce sont les scrofules. Sans contredit, la privation de l'action solaire peut être regardée comme une des causes la plus capable de donner naissance à cette maladie.

CHAPITRE IV.

DE LA LUMIÈRE.

§ I.

La lumière peut se présenter sous deux états différents, elle peut être naturelle ou artificielle. Nous aurons donc à examiner le mode d'action de ces deux espèces de lumières.

De la lumière solaire. La lumière solaire a la plus heureuse influence sur l'homme ; lorsqu'il en est privé pendant longtemps, il s'étiole comme on le dit, mais avant d'examiner ce qui se passe chez l'homme, voyons ce que l'on observe sur les plantes. Enlevez-leur pendant un certain temps la lumière solaire, vous ne tarderez pas à les voir dépérir ; en même temps elles perdront complétement leur coloration ; les feuilles, de vertes qu'elles étaient, passeront d'abord à un vert beaucoup moins prononcé, puis enfin deviendront toutes blanches. Les plantes languissent ainsi pendant longtemps; puis, si on ne les soumet pas de nouveau à l'action du soleil, elles meurent.

Pour l'homme, il se passe la même chose, et les femmes qui évitent avec tant de soin ses rayons, sont blanches de peau, il est vrai, mais aussi elles sont étiolées, c'est-à-dire souffrantes, éprouvant un malaise dont elles ne se rendent pas compte et qui tient tout simplement à leur manière de vivre. Allez demander à la paysanne dont le teint est légèrement hâlé si elle éprouve les mêmes accidents? elle vous rira au nez. Heureusement, quoi qu'elle fasse, la femme du monde est toujours un peu soumise à l'action de la lumière solaire, ce qui l'empêche assurément de tomber tout-à-fait malade et d'en mourir; pour le médecin, ces femmes n'en valent guère mieux, et vraiment elles mènent piteuse vie.

Du reste, il n'y a pas seulement que les personnes riches qui soient frappées par l'étiolement, les pauvres le sont aussi et souvent à un degré beaucoup plus avancé encore; il en est de même de celles qui n'habitent pas à proprement parler dans des logements, mais bien plutôt dans des caves, qui croupissent là dans la saleté la plus grande, dans la misère la plus profonde; les grandes personnes supportent encore pendant longtemps ce genre de vie, puis finissent enfin par succomber; mais les enfants ne tardent pas à devenir scrofuleux, phthisiques, et meurent dès la plus tendre jeunesse. C'est dans les grandes villes qu'il faut aller pour les voir, on doit les chercher pour les trouver, car généralement, ils semblent craindre de se montrer; s'ils sortent, c'est pendant la nuit ou lorsqu'ils ne peuvent être aperçus.

§ II.

La lumière trop vive du soleil présente aussi quelques inconvénients, elle agit principalement sur la vision qu'elle trouble plus ou moins profondément, suivant que son action dure plus ou moins longtemps. Tout le monde sait dans quelles circonstances fut fondée l'hôpital des Quinze-Vingts; la plupart des Croisés, sous l'influence d'une lumière solaire trop vive, perdirent la vue; saint Louis, en revenant de la croisade, fondit cet hôpital et les fit tous entrer. Mais sans remonter si haut, lors de la campagne d'Egypte, la plupart de nos soldats eurent mal aux yeux, et un grand nombre d'entre eux devinrent aveugles.

Les principales affections produites par une lumière trop vive, sont l'amaurose et l'ophthalmie qui, parce qu'elle a été principalement observée en Égypte, a reçu le nom d'ophthalmie d'Egypte. Dans cette dernière, tout le globe de l'œil s'enflamme, entre en suppuration, et l'on ne tarde pas à voir survenir une fonte purulente de l'œil.

Le soleil agit d'une manière toute spéciale sur certaines peaux fines, sur lesquelles il fait naître des taches de rousseur, des éphélides. La peau peut aussi dans certains cas s'enflammer un peu et éprouver ce que l'on a désigné sous le nom de coup de soleil. Les parties qui en sont frappées le plus facilement sont celles qui sont le moins habituées à l'action de l'air; cela explique comment, lorsque l'on se baigne en été et que tout nu l'on reste exposé au soleil pendant quelque temps, on voit se développer cette affection qui n'est qu'un érysipèle léger; quelquefois le coup de soleil survient à la face, mais alors seulement chez les personnes qui évitent avec le plus grand soin son action. Pour s'en préserver, il suffit de porter un large chapeau.

§ III.

De la lumière artificielle. Il y a deux choses très-importantes à connaître sur la lumière artificielle. La première, c'est qu'elle ne peut pas remplacer la lumière solaire quant à son mode d'action sur notre être. Les personnes qui y resteraient toujours plongées finiraient comme celles qui en sont complètement privées. La seconde, c'est que, cependant, elle détermine les mêmes affections que la lumière solaire.

Dans le premier cas, la physique nous explique en partie pourquoi il en est ainsi; la lumière n'est pas une chose simple, elle est, au contraire, formée par la réunion de plusieurs couleurs, constituant le spectre solaire. L'arc-en-ciel nous donne une idée très-complète de ce que c'est que le spectre; le premier se produit dans nos cabinets de physique, l'autre à la face de l'univers, par une disposition spéciale du soleil par rapport aux gouttes de pluie.

Toutes ces couleurs peuvent être divisées en trois groupes principaux : un médian et deux extrêmes. Le médian est formé principalement par les rayons lumineux qui ont pour action de renvoyer la lumière; des deux groupes extrêmes, l'un est rouge et renvoie la chaleur; l'autre est bleu et contient les rayons chimiques. Ce sont ces derniers qui agissent d'une manière toute spéciale sur notre économie. Dans une lumière artificielle, ils existent, mais ils n'ont pas assez de force pour agir le moins du monde sur nous, et par conséquent ne peuvent empêcher l'étiolement.

Quant à l'action de la lumière artificielle sur la vue, elle est la même que celle des rayons solaires; elle l'affaiblit par degrés et la mène à une cécité complète.

Un grand nombre de personnes travaillant le soir à la lumière, voient diminuer tous les jours leur vue et finissent par la perdre. Cette lumière agit donc sur elle, mais son mode d'action n'est pas le même que celui de la lumière solaire. En effet, quelle que soit sa force, elle n'éclaire jamais les objets d'une manière aussi égale et aussi complète que la lumière solaire; il en résulte de la part de la personne qui veille, des efforts de vision incessante, pour voir d'une manière distincte les différentes parties d'un même degré. De là une fatigue de la vue qu'il est, du reste, facile de constater. Si l'on place dans l'obscurité une personne qui a longtemps travaillé à la lumière artificielle, et si l'on approche brusquement une lumière de son œil, on voit la pupille revenir difficilement sur elle-même; chez un individu qui n'est pas fatigué, on observe tout l'opposé.

Cette insensibilité devient de plus en plus prononcée; quand enfin elle est complète, la vue est perdue. Il y a ce que l'on désigne en pathologie sous le nom d'amaurose. Ainsi on ne saurait trop conseiller aux horlogers, graveurs, fabricants d'instruments de petit volume, aux imprimeurs, de travailler le moins possible la nuit.

Il y a un très-bon moyen d'empêcher l'action d'une lumière trop vive, c'est de faire usage de lunette de couleur. Je vous citerai à cette occasion l'histoire d'un officier de l'armée d'Egypte qui, par hasard, avait sur lui de ces lunettes; elles ne tardèrent pas à être un objet d'envie pour tous ses compagnons d'armes, car avec elles, il n'éprouva aucun inconvénient de la réverbération solaire sur le sable.

CHAPITRE V.

DE L'ÉLECTRICITÉ.

§ I.

L'électricité exerce une certaine influence sur les phénomènes vitaux, mais elle est peu connue encore, malgré de nombreux travaux faits sur ce sujet; peut-être même la plupart des propositions qui ont été avancées sont-elles fausses.

Résumons en quelques mots tout ce qu'il y a de positif sur cette partie de l'hygiène qui, dans quelques années, prendra, je crois, un développement beaucoup plus considérable.

La première question que l'on peut se poser est celle de savoir d'où provient l'électricité; question insoluble, on sait seulement que certains corps sont électrisés d'une manière, certains autres d'une autre, qu'en accumulant une de ces électricités sur un corps *isolant*, on peut décomposer l'électricité naturelle d'un autre corps, attirer l'une, repousser l'autre; qu'alors ces deux électricités, en se recombinant, produisent ce que l'on désigne sous le nom d'étincelle électrique.

Il faudrait conclure de là que lorsqu'on rapproche un nombre de fois assez considérable l'électrophore ou le porteur d'électricité d'un corps, on doit lui enlever toute l'électricité de même espèce. C'est ce qui arrive en effet, mais souvent il faut répéter un grand nombre de fois l'expérience avant d'obtenir ce résultat.

Tout ceci prouve aussi que la plupart des corps sont composés de deux espèces de fluides : l'un désigné sous le nom de fluide positif, l'autre sous le nom de fluide négatif.

Si maintenant, au moyen de réactifs chimiques, on décompose un corps inorganique quelconque, on met en liberté toute l'électricité naturelle contenu dans ce corps, et on peut recueillir chaque espèce sur un conduit particulier, de manière qu'en les recombinant ensemble, on produit immédiatement une étincelle électrique.

Tant que la décomposition du corps n'est pas compléte, il y a dégagement d'électricité; mais dès que cette décomposition est achevée, immédiatement il ne s'en produit plus.

Il y a encore un fait bien plus important à noter, c'est que si vous maintenez simplement en contact de l'hydrogène et de l'oxygène, vous n'obtenez jamais aucun résultat; qu'au contraire, si vous y faites passer une étincelle électrique, vous voyez se produire immédiatement la recombinaison des deux gaz, de manière à donner naissance à de l'eau. Or, il faut bien se rappeler que l'étincelle électrique est formé par la réunion des deux espèces de fluides, positif et négatif.

Il semble résulter de ces faits que tout corps solide ne peut pas exister s'il a perdu son électricité, et qu'il ne peut être reconstitué qu'à condition qu'on la lui rendra, ainsi que nous l'avons vu pour l'eau; l'électricité deviendrait ainsi extrêmement importante, et jouerait le plus grand rôle dans l'univers.

§ II.

J'ai essayé d'indiquer quelle était l'action de l'électricité sur les corps bruts; je vais maintenant vous rendre compte de ce qui se passe chez l'être vivant.

Chez lui, pour l'étude de ce phénomène, on peut se servir des deux espèces d'électricité, de l'électricité statistique, c'est-à-dire de celle obtenue par la machine électrique, ou bien de l'électricité dynamique, c'est-à-dire de celle que l'on obtient au moyen de la pile. En se servant de l'une et de l'autre, on obtient les mêmes résultats, c'est-à-dire que l'on voit survenir des contractions et de la douleur. Seulement l'action de la première est instantanée; celle de la seconde, au contraire, peut durer aussi longtemps que l'on veut.

Ces deux électricités cependant ne sont pas du tout les mêmes; l'une est composée d'un seul fluide, l'autre en contient deux, car l'un des conducteurs de la pile est chargé de l'électricité positive, l'autre d'électricité négative; il devrait donc se passer chez l'être vivant quelque chose de complètement différent quand on fait usage de l'une ou de l'autre; dans un cas, en effet, il y a simple décomposition du fluide naturel; dans l'autre, il y a disparition absolue, à moins que l'on ne suppose qu'il se reforme à mesure qu'il est détruit.

En y réfléchissant bien cependant, on observe qu'il se produit la même chose, seulement les phénomènes ne se passent pas tout-à-fait de la même manière. Dans le premier cas, l'électrophore s'empare d'un fluide et repousse l'autre qui décompose alors le fluide naturel de la terre; par conséquent il se produit deux combinaisons qui entraîneraient la disparition complète de l'électricité si elles persistaient pendant longtemps. Dans le deuxième cas, l'électricité positive d'un des pôles de la pile se combine de nouveau avec l'électricité négative du corps, et l'électricité négative de ce même instrument s'unit à la positive pour donner naissance au même résultat, de manière à faire disparaître l'électricité.

De tout ceci, il est permis de conclure que, quelle que soit l'électricité employée, il y en a toujours une certaine quantité d'enlevée; seulement dans le premier cas, l'électricité détruite est en quantité beaucoup plus considérable que dans le second.

Maintenant il s'agirait de savoir si cette disparition est nuisible ou non. Il est encore difficile de décider cette question. Les amateurs d'électricité soutiennent l'affirmative, sans trop savoir comment se passent les choses. J'ai vu employer ce moyen très-souvent; j'ai suivi avec soin les résultats obtenus, le plus ordinairement, ils ont été nuls; et s'il y a eu quelques guérisons, c'est que tous les malades heureusement ne sont pas incurables; quand on ne les guérit pas, ils se guérissent tout seuls.

Ainsi donc, en électrisant l'homme, vous lui enlevez de l'électricité, et chose singulière, vous voyez immédiatement se produire une contraction là où vous avez opéré cette suppression, contraction complètement involontaire. Cela est bien singulier et doit frapper votre esprit. Je vais tâcher de vous expliquer ce qui se passe alors, je n'y attache pas beaucoup d'importance ainsi qu'à ce qui précède, seulement cela me semble assez original et capable de satisfaire en partie l'esprit. Sachez d'abord que les fibres musculaires sont douées de la propriété de se contracter sous l'influence, *dit-on*, d'un excitant, de la volonté par exemple, ou bien encore de l'électricité, mais l'excitant d'électricité n'existe plus alors, puisqu'on le détruit au fur et à mesure qu'il se produit; il faut donc laisser de côté cette manière de voir.

N'est-il pas préférable d'admettre qu'en détruisant l'électricité, on a détruit, on a anéanti pour le moment la puissance qui empêchait les muscles de se contracter;

Faites agir pendant longtemps cet agent sur un animal, et vous déterminerez chez lui le tétanos. Qu'avez-vous fait? vous avez détruit complètement chez lui l'électricité, et avez permis ainsi au muscle de se contracter. Mais, dira-t-on, la galvanisation des nerfs produit le même phénomène, et cependant les nerfs sont mauvais conducteurs de l'électricité. Je l'admets, et pourquoi alors n'admettrais-je pas aussi que l'électricité n'a pas pour action de paralyser l'influence du fluide nerveux de manière à permettre la contraction musculaire ? Je ne veux pas traiter davantage cette question, car je ne sais où je m'arrêterais.

§ III.

Je reviens à l'électricité; je vais étudier en quelques mots celle de l'atmosphère. Pour les physiciens, les nuages et la terre sont électrisés différemment. Selon eux, la terre serait électrisée positivement et négativement, la plus grande partie des nuages négativement, d'autres seraient chargés d'électricité latente, c'est-à-dire de la réunion des deux électricités. En admettant les faits de cette manière, ils expliquent à peu près tous les phénomènes que l'on observe pendant les orages; par exemple, un nuage chargé négativement perd la plus grande partie de son volume sous l'influence de l'eau qui tombe. Le fluide confiné dans un espace moins grand, acquiert une certaine tension. S'il rencontre un autre nuage chargé d'électricité naturelle, il s'emparera d'une portion de cette électricité, et alors se produira l'éclair et par conséquent le coup de tonnerre. Les mêmes physiciens expliquent aussi de cette manière ce que l'on désigne sous le nom du choc en retour. Un nuage, en passant, électrise la terre par influence, mais lorsqu'il se débarrassera de son fluide, les deux fluides de la terre se combineront de nouveau et donneront immédiatement naissance à un coup de tonnerre qui constitue le choc en retour.

Pendant les orages, il y a donc un grand dégagement d'électricité qui doit avoir une certaine influence sur les êtres vivants. Aussi, lorsqu'un orage est sur le point d'éclater, on se sent mal à son aise, on a mal à la tête, on étouffe. Ces accidents sont surtout très-appréciables chez les femmes nerveuses qui souffrent généralement beaucoup avant et pendant l'orage. Quand il est au contraire complètement passé, elles se sentent tout de suite soulagées.

L'électricité atmosphérique ne se développe ou du moins ne se fait connaître que quand la température est élevée, elle ne peut se produire, en effet, que dans un air sec et chaud. Il y a aussi dans le jour certains moments où l'air contient beaucoup plus de fluide que dans d'autres. Ainsi le matin, entre huit et neuf heures, il est accumulé dans l'atmosphère en beaucoup plus grande quantité que dans aucun autre moment de la journée. Il en est de même le soir, après le coucher du soleil.

Cette électricité a de plus, comme nous l'avons déjà vu, de l'influence sur l'air et le transforme, pour ainsi dire, en un nouveau corps, que l'on a désigné sous le nom d'*ozone*.

Les fluides, lorsqu'ils se combinent pour produire l'éclair, peuvent donner lieu à des accidents extrêmement graves, mais l'américain Franklin a trouvé le moyen de s'en préserver, grâce à un appareil particulier auquel il a donné le nom de paratonnerre.

Si on approche une sphère d'un autre corps chargé d'électricité, on détermine immédiatement la décharge;

si au lieu d'un objet sphérique, on en approche un autre plus ou moins effilé, on n'observe rien de semblable, et lorsqu'il existe une communication avec la terre, elle va se perdre dans ce récipient général. Le paratonnerre n'est autre chose que cette pointe mise en rapport avec le sol par l'intermédiaire d'une chaîne.

CHAPITRE VI.

DE L'HUMIDITÉ.

§ I.

L'humidité de l'air est causée par l'évaporation de l'eau; sous l'influence de la chaleur, l'eau se transforme à la longue en vapeur; plus la chaleur est grande, plus la quantité de vapeur fournie est considérable. Tant que la température est élevée, cette vapeur se dilate extrêmement et n'est nullement perceptible, mais si elle s'abaisse, elle se condense et constitue ce que l'on désigne sous le nom de brouillard.

Le brouillard, comme on sait, commence généralement après le coucher du soleil, c'est-à-dire lorsque la température s'abaisse; il disparaît, au contraire, dans le courant de la journée, c'est-à-dire lorsque la terre a subi l'action des rayons solaires.

Le refroidissement de la terre, après le coucher du soleil, est aussi la cause d'un autre phénomène que vous connaissez tous : je veux parler de la rosée; par le rayonnement, la terre perd alors la chaleur qu'elle a acquise pendant la journée; la vapeur d'eau contenue dans l'air, se trouvant en contact avec une surface froide, se condense, et par là constitue la rosée. Cette rosée, dans certains pays, et surtout dans les pays chauds, peut devenir très-abondante et remplacer en partie la pluie qui n'y tombe que très-rarement.

Ces brouillards, cette rosée, ce froid qui surviennent pendant la nuit, nous expliquent pourquoi il est alors si dangereux de se coucher au grand air.

§ II.

Les affections produites par l'humidité sont assez nombreuses et surtout très-fréquentes; ce sont le rhumatisme, la goutte et les différentes maladies de poitrine; jointe à l'absence de lumière, elle produit de plus l'étiolement. C'est donc une des choses que l'on doit éviter avec le plus grand soin.

S'il est difficile de s'y soustraire totalement, on peut cependant l'éviter en partie dans les appartements; en les chauffant fortement, on renouvelle facilement l'air et on lui enlève une certaine quantité d'eau; enfin, lorsqu'on sort par un temps humide, il faut autant que possible se couvrir de vêtements chauds et imperméables et les quitter dès qu'on est rentré. En prenant ces précautions, on ne saurait croire combien on évite de maladies.

§ III.

On peut mesurer de la manière la plus exacte la quantité de vapeur d'eau contenue dans l'air; pour cela, il suffit d'avoir un peu de chaux vive, ou du chlorure de calcium et de le laisser dans l'endroit dont on veut connaître le degré d'humidité. La rapidité plus ou moins grande de la liquéfaction de ces substances servira à faire apprécier le degré d'humidité.

Il existe encore un autre moyen pour arriver au même

résultat : il consiste en un cheveu convenablement préparé à l'extrémité duquel est attaché une aiguille ; lorsque l'air est sec, le cheveu se raccourcit et fait remonter l'aiguille ; si, au contraire, il est humide, l'aiguille s'abaisse. A son extrémité existe un cadran qui permet de juger le chemin fait par cette dernière. On a donné à cet appareil le nom d'hygromètre à cheveu ou de Saussure, du nom de son inventeur.

Il y a encore un autre hygromètre, mais il est seulement employé par les physiciens pour les observations météréologiques, c'est l'hygromètre à boules ; il consiste dans un tube de verre en forme d'U dont les branches sont d'inégale longueur et armées chacune d'une boule également de verre. La boule la plus basse contient dans son intérieur de l'éther ; on recouvre l'autre d'un linge imbibé d'eau ou même d'éther. L'éther contenu dans la boule inférieure se volatilise promptement ; sous l'influence de cette volatisation, cette boule se refroidit et permet à la vapeur d'eau contenue dans l'air de s'y déposer en gouttelettes. Au moyen de calculs, on parvient ainsi à déterminer de la manière la plus exacte la vapeur d'eau contenue dans une température donnée.

CHAPITRE VII.

DU SOL.

§ I.

De la composition du Sol.

Etudiés d'une manière générale, tous les terrains peuvent être ramenés à cinq espèces : 1°. les terrains argileux, c'est-à-dire ceux formés par du silicate d'alumine ; 2°. les terrains sablonneux formés en grande partie par de la silice pure ; 3°. les terrains calcaires ou ceux formés par du carbonate de chaux ; 4°. les terrains magnésiens, dans lesquels les sels de magnésie existent en plus grande quantité ; 5°. enfin, les sols humiens, c'est-à-dire ceux qui contiennent une forte proportion d'humus.

Il ne faut pas croire que chaque terrain soit formé uniquement par un de ces principes ; il n'en est rien, mais généralement on les désigne par le nom de la substance qu'ils contiennent en plus grande quantité. Ainsi, dans presque tous les terrains, on trouve de l'humus ; mais, dans un certain nombre, cette substance est en très-petite quantité, souvent même elle n'existe pas ; ainsi, toutes les terres sablonneuses sont dans ce cas.

Cet humus est le résultat de la décomposition des végétaux et est un des meilleurs engrais, on le trouve surtout dans les forêts, où chaque année les feuilles, en tombant, en augmentent la quantité. Lorsque l'on vient à travailler ces terres, il survient le plus souvent des fièvres intermittentes. On se trouve en effet placé dans toutes les conditions qui les provoquent, car leur principale cause est la décomposition des matières végétales.

Les terres argileuses, ou celles qui contiennent de la terre glaise en grande quantité, car l'argile n'est pas autre chose, sont très-compactes et permettent difficilement l'écoulement des eaux et encore moins leur absorption, il en résulte des mares de grandeur variable dans lesquelles existent un grand nombre de plantes qui, en se décomposant, donnent encore naissance aux fièvres intermittentes. Le meilleur moyen de remédier à cet inconvénient est de les retourner souvent.

Les terrains calcaires ne présentent rien de bien particulier, quelques personnes pensent cependant que les eaux qui en proviennent ne sont pas très-bonnes et peuvent produire le goître et le crétinisme; dans certaines localités où existent ces terrains, des faits de ce genre ont été observés, ainsi que dans d'autres non calcaires, mais ils n'ont pas été notés; de sorte qu'en définitive, on ne sait pas trop à quoi s'en tenir sur ce point.

§ II.

De la configuration du Sol.

Cette configuration est de la plus grande importance pour la température d'un lieu. Ainsi, Tournefort, célèbre botaniste, a trouvé au sommet du mont Ararat les plantes de la Laponie, un peu plus bas celles de l'Allemagne et de la France, plus bas encore celles de l'Italie, et au pied les plantes indigènes, c'est-à-dire celles de l'Arménie.

D'après cet exemple, il est facile de se convaincre de l'influence de la hauteur du sol sur la température d'un lieu, plus il sera élevé et plus sa température sera basse, moins il le sera, et plus sa chaleur sera intense. Du reste, les montagnards le savent parfaitement et dans ces pays, pendant l'hiver, ils quittent la montagne pour venir habiter le vallon, mais l'élévation d'un lieu jouit, sous d'autres rapports, de grands avantages, les miasmes en effet ne peuvent jamais y agir; ainsi, pour vous en montrer un exemple frappant, je vous citerai Véra-Cruz dans laquelle la fièvre jaune, maladie affreuse, ne sévit jamais, tandis que dans les environs de la ville, elle ravage les populations. Sa hauteur au-dessus du niveau de la mer est de 728 mètres. La forteresse du Caire, qui se trouve aussi très-élevée au-dessus du niveau de la mer, ne contient jamais de pestiférés, tandis que le plus souvent la ville en est infestée.

Mais si les lieux élevés présentent ces grands avantages, ils offrent aussi quelques inconvénients ; l'air y est très-vif et agit fortement sur les organes respiratoires; aussi n'est-t-il pas rare de voir chez les habitants des montagnes se développer la phthisie pulmonaire et c'est une chose parfaitement connue des habitants de ces contrées.

En parlant des avantages des lieux élevés, j'ai implicitement décrit les inconvénients de ceux qui se trouvent placés dans des conditions opposées, dans les vallées, les vallons et les gorges, la température est plus élevée, il est vrai, mais en revanche l'air y est beaucoup moins pur et toujours chargé d'une quantité plus ou moins considérable de miasmes, qui peuvent être la source, surtout à certaines époques de l'année, d'une foule d'affections pernicieuses et endémiques; c'est enfin dans ces lieux que se développent le goître et le crétinisme. On a dit que ces maladies ne dépendaient pas du sol mais bien des eaux que les habitants buvaient; ce qu'il y a de certain, c'est que partout où il existe des vallées profondes, on les rencontre. Le voisinage d'une surface liquide étendue modifie aussi la température d'un lieu, mais nous y reviendrons tout-à-l'heure.

§ II.

Nous avons étudié les modifications apportées par la configuration du sol, nous allons examiner quelques particularités propres à l'état dans lequel se trouve sa surface.

Lorsque le sol est complètement dénudé, la température s'augmente, surtout si le terrain est sablonneux et voici pourquoi : la chaleur provenant des rayons solaires n'est pas seulement absorbée mais encore facilement renvoyée dans l'atmosphère, il en résulte une élévation considérable de température des dernières couches d'air qui acquiert ainsi une chaleur beaucoup plus élevée encore que celle qu'elle devrait avoir, cela nous explique pourquoi en Afrique, où il existe d'immenses plaines sablonneuses appelées déserts, la chaleur est si intense.

De la végétation spontanée. En Amérique, et même dans nos pays, on rencontre de vastes étendues de terrain dans lesquelles on n'a encore pratiqué aucune espèce de culture et qui sont couvertes de plantes herbacées de manière à former ce que l'on connaît sous le nom de savanes, ou plus particulièrement sous celui de prairies.

Chaque année, ces plantes meurent et couvrent le sol de leurs détritus; il en résulte une matière que l'on appelle humus; quand on commence à labourer ces terrains, on met à nu toutes ces substances en décomposition qui produisent les fièvres, comme je l'ai déjà fait remarquer un peu plus haut.

Des pays boisés. Lorsqu'une contrée est couverte d'arbres, en été on remarque d'abord une diminution dans la température du lieu; car les feuilles par l'ombrage qu'elles donnent, empêchent une grande quantité de chaleur de les traverser; de plus, par les feuilles se fait une évaporation qui demande une assez grande proportion de calorique et qui par conséquent diminue d'autant la température ambiante; mais elles n'ont pas seulement la propriété d'abaisser la température d'un lieu, elles purifient encore l'air, en lui enlevant l'acide carbonique qu'il contient.

Ainsi, pendant l'été, les bois diminuent la température en même temps qu'ils purifient l'air; en hiver, au contraire, les arbres l'augmentent, ils empêchent en effet les vents d'agir et par conséquent de trop refroidir, en n'enlevant au milieu ambiant qu'une quantité beaucoup moins considérable de calorique; autrefois on cultivait le figuier près Paris, depuis qu'on a défriché un petit bois qui existait dans les environs de cette culture, on ne peut plus les élever. Ainsi donc, les forêts présentent des avantages incontestables. Cependant, il faut qu'elles n'aient pas une étendue trop considérable, car alors elles entretiennent une humidité par trop grande et que l'on ne peut supporter sans inconvénients, comme cela s'observe pour les forêts vierges de l'Amérique.

Le défrichement est donc une bonne chose, mais fait dans de certaines limites; lorsqu'il est poussé trop loin, il rend impossible ou très-difficile la culture; quand il est pratiqué de plus sur des hauteurs, il détermine des torrents, des débordements de fleuves, etc. Il faut donc se tenir encore ici dans un juste milieu, défricher quand le pays est par trop boisé, reboiser dans le cas contraire.

La culture de la terre elle-même est très-favorable à la salubrité, car elle donne naissance à une grande quantité de plantes susceptibles d'enlever à l'air l'acide carbonique qu'il contient et qui le rend si délétère. Toutes les cultures sont donc salubres, si l'on en excepte deux ou trois, celles du riz, du chanvre et du maïs. Pour que le riz pousse, il faut en effet que ses pieds trempent pendant longtemps dans l'eau; il en résulte donc des décompositions végétales qui, comme on le sait déjà, favorisent tant le développement de la fièvre intermittente.

Le chanvre, pour être cultivé, n'a pas besoin d'être placé dans ce liquide, mais pour le débarrasser de toutes les substances qui nuisent à son emploi, on le laisse séjourner pendant longtemps dans l'eau d'une rivière ou d'un étang ; on permet ainsi la décomposition des matières végétales et l'on tombe dans les conditions précédemment indiquées.

On a dit aussi que la culture du maïs produisait la pellayre, on s'est trompé; ce n'est pas la culture mais l'emploi de cette céréale comme aliment. Je n'y insiste pas davantage, car j'y reviendrai plus tard.

CHAPITRE VIII.

DES EAUX.

§ I.

Les éléments principaux de l'eau sont toujours les mêmes, seulement une grande quantité de matières de nature différente peuvent s'y ajouter et en modifier les propriétés. Cette eau existe de plus dans la nature sous deux états, sous celui d'eaux vives ou courantes, et sous celui d'eaux stagnantes.

Les eaux courantes proviennent de différentes origines ; premièrement des sources, tous les grands fleuves sont dans ce cas ; deuxièmement de la fonte des neiges ; à certaines époques de l'année, cette fonte, dans quelques pays, est tellement abondante qu'elle est l'origine des torrents qui entraînent tout sur leur passage ; troisièmement enfin des pluies qui, en se réunissant, produisent des masses d'eaux assez considérables pour occasionner des débordements.

Certains fleuves à lit peu profond, en se retirant, abandonnent, dans les terrains environnants, de grandes quantités d'eau qui, en y séjournant, produisent des mares ayant, comme on le sait, la plus fâcheuse influence sur l'homme et déterminent les accidents paludéens.

Dans d'autres, au contraire, le lit est profond, et il est difficile aux eaux d'en sortir; il en résulte que les émanations putrides y sont extrêmement rares; c'est sur les rives de ces derniers que tous les peuples ont pris l'habitude de s'y agglomérer de manière à donner naissance aux villes. Il est rare de trouver une cité loin d'un cours d'eau, ou alors elle est sur le bord de la mer. L'eau est tellement indispensable à l'homme que l'on ne conçoit pas qu'il en soit autrement.

§ II.

Des eaux de la mer. Vous ne vous doutez pas, j'en suis persuadé, combien il y a peu de sol par rapport à la mer; ainsi toutes les terres n'occupent qu'un quart de la surface terrestre; les mers, au contraire, en occupent les trois autres quarts.

On s'est amusé à chercher qu'elle pouvait être leur profondeur, et l'on est arrivé aux évaluations suivantes : l'Océan Atlantique aurait 1000 mètres de profondeur, l'Océan Pacifique beaucoup plus, environ 4000 mètres. Les mers intérieures seraient beaucoup moins profondes; du reste, il ne faut pas trop se fier à ces mesures, car le fond de la mer est couvert de montagnes et de gorges comme la surface de la terre; par conséquent il n'est guère possible de pouvoir donner une mesure exacte de leur profondeur.

L'eau de la mer ne diffère de l'eau douce que par la proportion considérable de chlorure de sodium ou sel marin qu'elle renferme. Ordinairement on en trouve 26 pour 100; on y rencontre de plus de l'air et une petite quantité d'acide carbonique.

Il y a enfin quelques particularités propres à sa température, sur laquelle il est bon d'insister un peu. D'abord la première couche d'air est toujours plus froide que celle de l'eau, et cela se conçoit, car la surface de la mer se vaporise continuellement, et pour se vaporiser, elle prend aussi continuellement sa chaleur à cette couche d'air.

Mais cette évaporation, si elle a des inconvénients, a ses avantages, car elle rend la température beaucoup plus constante; elle s'empare, en effet, de la chaleur pendant l'été; pendant l'hiver, au contraire, elle la rend; car les vapeurs d'eaux, en se condensant, émettent toujours de la chaleur, de sorte qu'il y a une compensation ; cette humidité maritime elle-même n'est pas nuisible, elle contient en dissolution certains principes comme le chlorure de sodium, qui semblent avoir la plus heureuse influence sur l'homme; la respiration s'effectue mieux et par conséquent les autres fonctions; car une chose dont on doit bien se rappeler, c'est quand une d'entre elles marche bien, les autres sont forcées de l'imiter, de même que lorsque l'une est altérée, toutes les autres le deviennent plus ou moins.

Cette atmosphère qui, comme on le voit, présente de nombreux avantages, convient surtout aux phthisiques et aux scrofuleux. Aussi plusieurs médecins conseillent-ils les voyages sur mer et les malades s'en trouvent très-bien ; on cite même un assez grand nombre de guérisons obtenues ainsi.

CHAPITRE IX.

DES CLIMATS.

§ I.

Des Climats.

Pour avoir la température d'un lieu, il ne faut pas seulement connaître sa température moyenne, mais encore les différences qui existent entre la température des jours et de la nuit, celles de l'hiver et de l'été, il faut aussi y ajouter les changements atmosphériques.

Les climats ont été divisés en un grand nombre de climats secondaires, mais cette classification, au point de vue pratique, ne présente véritablement pas d'utilité, et je m'en tiendrai à l'ancienne division qui consiste à partager tous les climats en trois principaux : les climats chauds, tempérés et froids.

Les climats chauds sont ceux qui sont le plus rapprochés de l'équateur, c'est sur eux que les rayons solaires tombent le moins obliquement et par conséquent où la chaleur utilisée est la plus considérable. Dans les climats tempérés, les rayons sont déjà plus obliques, et plus on monte vers le nord, plus cette obliquité devient considérable, de sorte que vers les pôles, l'action solaire est presque nulle.

Dans les climats chauds, il y a toujours une différence extrêmement grande entre la température du jour et celle de la nuit; pendant le jour, en effet, le plus souvent la chaleur est accablante; pendant la nuit, la fraîcheur devient très-prononcée, et les personnes qui ne prennent pas la précaution de s'en garantir convenablement, gagnent ainsi les germes d'une foule d'affections graves; l'Arabe le sait parfaitement, et malgré la température excessive de sa patrie, il n'abandonne jamais son burnouf.

Ce phénomène tient à la pureté du ciel qui permet à la terre de répandre dans l'atmosphère presque toute la chaleur qu'elle a reçue pendant la journée, et par conséquent de se refroidir beaucoup.

Dans ces contrées, il n'y a pas d'hiver ou mieux encore il y en a un, mais c'est la plus belle saison de l'année, car la température y est un peu moins forte et permet à l'habitant de jouir de la beauté de son climat. L'été, au contraire, est la plus vilaine saison. La chaleur y est excessive, de plus des pluies torrentielles le plus souvent accompagnées d'ouragans existent pendant toute sa durée.

Les phénomènes déterminés par le séjour dans ces contrées sont intéressants et nous rendent compte du caractère et de la manière de vivre des habitants des pays chauds. D'abord, il y a un ralentissement marqué de la respiration, il se produit beaucoup moins d'acide carbonique; l'exhalation pulmonaire et cutanée est, au contraire, beaucoup plus abondante.

Cette augmentation considérable de l'exhalation détermine du côté des sécrétions où l'eau est le principe dominant, une diminution marquée; la salive, les liquides intestinaux; les urines diminuent beaucoup; les autres principes restent toujours les mêmes. L'eau est seule diminuée, et ce qui prouve la vérité de cette remarque, c'est l'urine, par exemple, qui est peu abonbondante, mais qui, en revanche, est beaucoup plus chargée que celle des habitants des pays froids. Il n'y a que deux sécrétions qui se trouvent augmentées : ce sont la sécrétion biliaire et la spermatique.

L'augmentation de la première est due, sans contredit, au volume énorme qu'atteint le foie dans ces pays, et cela doit faire réfléchir sur certaines théories données par un physiologiste sur les usages de cette glande; pour lui, elle serait destinée à fabriquer du sucre, lequel repris par les veines, serait transformé dans les poumons en acide carbonique, de manière à élever d'autant la température du corps; mais dans les pays chauds, le foie fonctionne très-énergiquement, témoin cette augmentation de la sécrétion biliaire. Il devrait donc y avoir aussi une sécrétion beaucoup plus considérable de sucre, et partant, une production plus grande d'acide carbonique. Mais il n'en est rien, et c'est tout le contraire que l'on observe, ainsi que nous l'avons dit précédemment.

Il semble donc assez difficile d'admettre cette théorie, bien qu'elle soit appuyée sur des faits irrécusables en eux-mêmes; le raisonnement conduirait plutôt à penser que le foie est destiné à prendre au sang le sucre pour le détruire, et quand cette destruction ne peut pas être effectuée par lui, le poumon en serait chargé.

Quant à la sécrétion spermatique, la chaleur à elle seule est un excitant trop énergique pour ne pas se rendre compte de son augmentation. Il en résulte que les habitants de ces climats se livrent avec une sorte de frénésie aux plaisirs de l'amour, ce qui augmente leur débilité et abrége le terme de leur vie.

L'alimentation dans les pays chauds est généralement peu abondante, l'appétit peu vif; pour le réveiller, les habitants de ces contrées font usage d'épices, mais malgré l'emploi de ces substances, ils ne parviennent pas le plus souvent à le faire naître. Du reste la sobriété y est une loi d'hygiène très-importante, et celui qui s'y soustrait le fait aux dépens de sa vie.

La fécondité, au contraire, y est très-grande; on s'en rend compte, premièrement, par les besoins plus fréquents des habitants de ces contrées; deuxièmement, par leurs mœurs qui leur permettent le plus souvent d'avoir plusieurs femmes, pourvu qu'ils puissent les nourrir; cependant, pour faire disparaître le trop plein qui peut en résulter, un certain nombre de ces peuples ont la coutume barbare de noyer leurs nouveau-nés, ainsi que cela s'observe en Chine.

La religion chrétienne, pour enlever à la mort ces pauvres petits êtres, a fondé une institution appelée la *Sainte-Enfance*, et ayant pour but d'élever les enfants qu'elle a arrachés à la mort. Que les âmes charitables se pénètrent donc de cette vérité qu'en faisant du bien à cette institution, elles révoquent l'arrêt de mort d'une ou même de plusieurs de ces créatures.

La taille y est assez élevée, excepté dans les zônes torrides où on trouve l'homme pour ainsi dire racorni, semblable à un objet qui a subi pendant longtemps l'action d'une température élevée.

Les habitants des pays chauds sont généralement maigres; ils sont bruns et leur peau est jaune. Je parle ici seulement des blancs, car l'homme peut avoir, comme tout le monde le sait, la peau colorée de façon différente. Leur imagination y est extrêmement vive, mais leur jugement est peu solide; ils sont ordinairement volages, paresseux, incapables de quelque chose de sérieux; peu jaloux de leur liberté, ils se laissent dominer par le premier venu, pourvu qu'il ait plus d'énergie qu'eux.

Les maladies de ces contrées sont les hémorragies, les affections du foie et entre autres l'hépatite, les fièvres intermittentes qui y revêtent un caractère extrêmement grave, la fièvre jaune et le choléra. On avait pensé que la phthisie n'y existait pas, on s'est trompé, on la rencontre, mais elle est beaucoup plus rare, et lorsqu'elle se développe, elle marche très-lentement, ce qui a fait donner par quelques médecins aux phthisiques le conseil d'aller s'établir dans les pays chauds.

La chaleur a bien une certaine influence sur la marche de la phthisie, mais l'air de la mer en a une autre beaucoup plus considérable, c'est sans doute à cause de cela que les îles d'Hyères jouissent d'une réputation européenne.

§ II.

Des Climats tempérés.

Dans ceux-ci, les saisons sont très-tranchées; pendant l'hiver, la température est toujours assez froide, pour l'été, au contraire, elle augmente beaucoup. Les nuits n'y sont pas très-fraîches, car le ciel ne reste presque jamais sans nuages, et par conséquent sans empêcher le rayonnement; cependant la température y est toujours plus basse que pendant le jour. Les différences entre la température de l'hiver et celle de l'été sont l'origine de la plupart des affections qu'on y voit survenir.

Ces climats présentent à la fois les avantages des climats chauds et froids; pendant l'hiver, on se croit transporté dans les contrées les plus froides; pendant l'été, au contraire, on supporte quelquefois avec peine la température; ils présentent par conséquent, le plus souvent les productions propres à chacun d'eux, de sorte que la Providence semble avoir réuni sur les habitants de ces contrées tous ses bienfaits.

Les fonctions y sont actives comme dans les pays froids; pendant l'été seulement cette activité diminue un peu, mais cette espèce de repos n'est jamais assez long pourqu'il en survienne aucun accident grave. Il en résulte que la santé s'y maintient bien, cependant moins bien encore que dans les pays tout-à-fait froids et secs.

La mortalité y est peu considérable; elle augmente à mesure que l'on se rapproche des contrées méridionales. En France, on a fait un relevé des personnes mortes pendant le même laps de temps dans les départements du nord et dans ceux du midi, et l'on a trouvé déjà une différence marquée en faveur des départements du nord. La fécondité dans ceux du midi y est cependant plus grande, et l'on peut déjà apprécier l'influence de la température.

Quant à la taille, elle est ordinaire, le plus souvent même au-dessous de la moyenne; la constitution y est généralement assez bonne, cependant dans certaines localités où il existe beaucoup d'humidité, les scrofules y règnent d'une manière endémique.

La nourriture en hiver est celle des habitants du nord, elle est abondante et substantielle; en été, elle varie peu, ce qui est la cause d'un assez grand nombre d'accidents.

Sous le rapport intellectuel, ce sont ceux qui sont aussi le mieux doués; ils ont à la fois les qualités des habitants du nord et de ceux du midi; aussi est-ce chez eux que la civilisation est la plus avancée; les arts, qui avaient pris pour lieu d'élection les pays chauds, semblent eux-mêmes les avoir abandonnés et s'être réfugiés dans les pays tempérés; cela ne se remarque pas seulement dans l'ancien continent, mais aussi dans le nouveau, et les États-Unis en sont la preuve la plus palpable.

Les affections des pays tempérés sont assez nombreuses et pour la plupart y règnent d'une manière endémique; ce sont la scrofule qui y est beaucoup plus fréquente que dans les pays froids. Les tubercules qui peuvent se développer dans la plupart de nos organes, mais qui semblent choisir de préférence les poumons, les catarrhes ou affections chroniques des poumons, les fièvres éruptives et pernicieuses, les maladies de cœur, le rhumatisme et la goutte qui sont principalement dus à une nourriture nullement proportionnée à nos besoins. Dans les pays méridionaux où l'alimentation n'est jamais si forte, on les observe beaucoup plus rarement.

§ III.

Climats froids.

Dans ces climats, il n'y a, à proprement parler, que trois mois d'été qui sont mai, juin, juillet, et encore ce n'est qu'en juin que la température devient tout-à-fait supportable. Ils offrent aussi une autre particularité très-importante, c'est la durée de la nuit et du jour. L'année, en effet, peut être divisée en deux parties; pendant six mois, l'obscurité règne, et pendant les six autres mois, au contraire, il fait jour. Heureusement dans ces contrées, la nuit n'est jamais profonde, le plus souvent son obscurité est tempérée par la lumière de la lune qui brille du plus bel éclat, par les aurores boréales qui sont le résultat des phénomènes électriques. Sous le rapport des fonctions, on observe tout l'opposé de ce qui se passe pour les pays chauds, ainsi la respiration devient beaucoup plus active, la quantité d'acide carbonique exhalée plus considérable, la circulation très-accélérée.

Toutes les sécrétions augmentent, c'est-à-dire que les principes aqueux prennent une place beaucoup plus grande que dans les pays chauds. La sécrétion biliaire et spermatique sont les seules, au contraire, qui semblent diminuer, aussi l'homme de ces contrées est-il peu porté aux plaisirs de l'amour. Il se fatigue par conséquent beaucoup moins et c'est peut-être une des causes qui font que la durée moyenne de sa vie est plus considérable que partout ailleurs.

Cette suractivité de toutes les fonctions nécessitée par la température extrêmement froide de ces pays qui force l'homme à élever la sienne, fait acquérir aux organes un degré de vigueur qui leur permet de résister à des épreuves qui seraient difficilement supportées par des habitants du midi. Aussi, la mortalité dans ces pays y est-elle beaucoup moins grande, la santé générale beaucoup meilleure, la durée de la vie moyenne beaucoup plus longue. C'est enfin dans ces pays que l'on observe les âges les plus avancés. En Norwège, Thomas Surrington est mort à 160 ans; en Angleterre, on cite beaucoup d'individus qui ont été jusqu'à l'âge de 120 et 130 ans.

La fécondité y est moins considérable, mais comme les enfants y ont une constitution bien plus forte que dans les pays chauds, ils résistent beaucoup mieux aux épreuves qu'ils ont à subir, et loin de craindre sous ce rapport la disette, on a encore à craindre l'abondance.

Les habitants du nord sont généralement très-grands, leur poitrine est large, leurs membres volumineux et solides, leur alimentation abondante et substantielle; ils supportent avec facilité la plupart des excès et n'en souffrent pas, quand ils peuvent réparer les pertes que leur économie a faites; ils se livrent avec facilité à la boisson; plus on se rapproche même du nord et plus cette tendance devient grande, ce qui s'explique par la rigueur du climat qui va toujours en croissant; leur intelligence est généralement peu vive, mais leur jugement est sain; en Italie, en France, on compte en somme peu de philosophes et de mathématiciens. En Allemagne et en Angleterre, où la température est beaucoup plus froide, on en trouve un grand nombre et des plus célèbres. Ils n'inventent jamais rien mais ils perfectionnent tout. Quand le Français a inventé quelque chose, il l'abandonne et ne s'en inquiète plus; l'homme du nord s'en empare, le modifie un peu et l'utilise à son profit. Le berceau de toutes les grandes découvertes est sans contredit la France, et cependant dans tout, à côté du nom français, se trouve celui d'un Anglais.

Les affections qui règnent dans les pays froids sont la scrofule dont la phthisie peut être considérée comme une dépendance, les fièvres éruptives et la variole, entre autres, dont les ravages ont été considérablement affaiblis depuis la découverte de la vaccine; enfin, les phlegmasies et les rhumatismes. Si toutes ces maladies sont moins fréquentes que dans les climats tempérés, c'est que dans ces pays, il vient s'ajouter une cause que nous ne retrouvons pas dans les pays froids. Cette cause c'est l'humidité qui existe très-rarement dans ces derniers.

§ IV.

De l'Acclimatement.

On désigne sous le nom d'acclimatement le passage d'un pays dans un autre, dont la température peut différer soit en plus soit en moins.

L'acclimatement a été regardé par beaucoup de personnes comme une chose très-difficile sinon impossible. Les armées que l'on envoie dans les colonies y périssent presque complètement et dans un très-petit laps de temps. Il faut cependant se rappeler que les militaires qui les composent s'arrangent toujours de manière à se placer dans les plus mauvaises conditions hygiéniques; une fois arrivés, au lieu de changer de vie, ils la continuent, se livrent à une foule d'excès auxquels ils résistent encore dans les pays froids mais qui, dans les pays chauds, leur sont constamment funestes. Les officiers qui, au contraire, mènent généralement une vie plus régulière, présentent une mortalité beaucoup moins grande.

Ainsi donc, véritablement l'acclimatement dans les pays chauds n'est pas impossible et peut se faire lorsque l'on se place dans de bonnes conditions. Il y a même certains tempéraments pour lesquels la chose est facile : ainsi, les personnes lymphatiques ou nerveuses supportent assez facilement le changement de climats, les femmes qui présentent ce tempérament sont presque toutes dans ce cas; leur sobriété habituelle vient encore le faciliter.

Les enfants, au contraire, s'acclimatent difficilement à moins qu'ils ne soient très-forts. Il en est de même des individus à tempérament sanguin, à constitution forte et robuste. Chez eux on peut généralement regarder l'acclimatement comme presque impossible et comme devant les conduire bien souvent à la mort. Le genre de vie que leur état physique les force de continuer les mine promptement et les met dans l'incapacité de résister à l'action destructive de ces climats.

Les individus qui passent des pays chauds dans les pays froids le supportent d'abord très-difficilement, surtout s'ils viennent d'une contrée où la température est très-élevée; mais à la longue, ils finissent par s'y habituer, de sorte que le passage d'un pays chaud dans un pays froid présente beaucoup moins d'inconvénients que celui d'un pays froid dans un pays chaud. Il en offre cependant, et il n'est pas rare de voir se développer, chez les méridionaux qui viennent habiter le nord, la phthisie pulmonaire, affection extrêmement grave et qui, comme on le sait, ne pardonne pas. Dans les climats chauds, les organes pulmonaires fonctionnent peu, dans les climats froids tout l'opposé a lieu; c'est donc probablement à la suractivité beaucoup plus grande de ces organes qu'est due alors la phthisie.

Quand on désire s'acclimater dans un pays, il y a quelques règles hygiéniques qu'il est bon de suivre.

Ainsi il est très-important de ne pas aller habiter immédiatement le pays où l'on veut s'acclimater; il faut d'abord séjourner dans un lieu intermédiaire. Avant d'envoyer des troupes en Algérie, on commence par les faire rester pendant quelque temps dans les départements du midi. On doit ainsi changer complètement sa manière de vivre, et si l'on veut habiter un pays chaud il ne faut presque pas manger. Si l'on passe dans un climat plus froid, il faut faire tout l'opposé et se nourrir principalement d'aliments azotés. On ne doit pas en faire usage tout de suite en trop grande quantité, mais graduellement de manière à y habituer les organes.

Il faut enfin s'opposer autant que possible aux influences délétères de la contrée; dans les pays chauds, par exemple, on choisira pour lieu d'habitation les endroits les plus élevés; dans les pays tempérés et froids, les endroits les plus secs.

CHAPITRE X.

DES HABITATIONS.

§ I.

L'homme peut vivre de deux manières différentes: ou bien il est nomade, ou bien il s'établit dans un lieu, s'y fixe et y meurt.

Dans les premiers temps du monde, la plupart des peuples étaient nomades: Abraham habitait une tente; mais sans aller si loin, nos pères n'avaient pas de tentes mais des chariots qui leur servaient de demeure et dans lesquels ils renfermaient ce qu'ils avaient de précieux:

De bonne heure cependant on chercha les moyens de se préserver des intempéries de l'air, et l'on se servit d'abord de troncs d'arbres, de cavernes et de grottes; on construisit ensuite des huttes ressemblant beaucoup à celles que font encore les sauvages; la civilisation, en faisant des progrès, agrandit peu à peu ces dernières et les transforma en dernière analyse en superbes palais. L'architecture grecque et la romaine nous ont laissé des monuments qui sont encore pour nous des types du beau, de l'utile et de l'agréable, et nous pouvons dire même que loin de les avoir dépassés sur ce point, nous marchons à grand'peine sur leurs traces. Les belles fontaines, les magnifiques portiques qui leur servaient d'ornement et dans lesquels le zéphir aimait à se jouer, les rendaient très-agréables pour les habitants d'un pays dont la température, le plus souvent, est très-élevée.

Malgré ses progrès, la civilisation cependant n'a pu faire disparaître complètement la vie nomade; chez l'arabe et le tartare ce genre de vie est encore en pleine vigueur, et suivant toute probabilité, il ne cessera pas de si tôt. Quand ils ont fait manger à leur troupeau tous les pâturages de l'endroit qu'ils ont pris pour demeure, ils lèvent leurs tentes et vont s'établir un peu plus loin. Du reste, dans les contrées qu'ils habitent, la douceur du climat rend la chose possible, mais dans les climats tempérés, et surtout dans les climats froids, cela n'est guère praticable, et là une habitation est une chose de la première nécessité.

§ II.

Nous dirons peu de chose sur les habitations considérées d'une manière générale, il existe cependant quelques données qu'il est utile de connaître. Ainsi, ordinairement les habitations placées sur des lieux élevés sont beaucoup plus saines que celles placées dans des conditions opposées. Pour éviter l'humidité, il faut prendre la précaution de faire des caves dans lesquelles l'air puisse librement circuler; quand on ne peut pas le faire, il faut au moins avoir soin d'élever le niveau du plancher au-dessus du sol. Dans les pays du nord, on doit autant que possible rechercher l'exposition du midi; dans les pays du midi, celle du nord. Enfin, les habitations, près des forêts, loin d'être nuisibles, sont plutôt favorables; l'acide carbonique que les arbres absorbent en grande quantité explique le pourquoi. Il en est de même du voisinage de la mer et des fleuves, mais il n'en est nullement ainsi pour celles qui se trouvent situées près des marais ou des étangs; les miasmes qui s'en dégagent toujours rendent leur séjour très-dangereux.

Les villes, les villages ne sont que des réunions d'habitations, par conséquent tout ce qui a été dit plus haut peut s'y appliquer. Pour les villages, cependant, il y a quelque chose à ajouter, il faut s'efforcer d'empêcher le paysan de placer son fumier toujours contre le mur de sa maison. Le fumier, outre sa mauvaise odeur, contient des principes, dont les émanations peuvent avoir des conséquences funestes.

La construction des habitations varie suivant les climats. Ainsi, dans le nord, elles sont complètement différentes de celles des pays chauds. Dans les premières, on emploie tous les moyens possibles pour éviter le froid, en mettant doubles portes et doubles fenêtres, interceptant ainsi entre le dehors et l'appartement une masse d'air conduisant très-mal la chaleur. L'air extérieur, nécessaire à la combustion, est amené par un conduit spécial jusqu'au foyer. Les appartements sont parquetés ; des passages existent souvent entre les maisons et permettent ainsi aux habitants de communiquer entre eux.

Enfin, dans les contrées les plus au nord, on creuse profondément le sol et l'on en fait sa demeure. Quoi qu'il en soit, on a encore beaucoup de peine à se préserver du froid, et les navigateurs qui ont vécu dans ces contrées disent que la température de ces habitations est encore tellement basse que tout y gèle, que les vases en faïence s'y fêlent, etc.

Dans les pays chauds, au contraire, on s'efforce toujours d'y faire arriver le plus d'air possible, tout en interceptant les rayons solaires. Aussi les maisons sont-elles largement ouvertes, exposées à tous les vents ; dans leur intérieur existent le plus souvent des fontaines qui y entretiennent une douce fraîcheur. Leurs toits présentent une disposition spéciale, ils sont plans, un escalier y conduit et les habitants viennent tous les soirs y respirer la fraîcheur des belles nuits des contrées méridionales.

Les habitations des pays tempérés tiennent le milieu ; elles sont généralement très-élevées, se composant d'un entresol, de plusieurs étages et de mansardes ; l'entresol est généralement malsain, l'air y pénètre difficilement, l'humidité y est très-grande. Enfin, les rayons solaires y arrivent difficilement, surtout dans les grandes villes. Les autres étages sont beaucoup plus sains, et plus on monte plus ils le deviennent. Si ce n'était la fatigue produite par la montée des escaliers, il faudrait toujours choisir, pour demeure, les étages supérieurs.

Il n'en est pas ainsi des mansardes qui, à cause du voisinage des toits, ont une température extrêmement variable. Il y a surtout certaines toitures qui augmentent, pour ainsi dire, cette triste propriété des mansardes : ces toitures sont celles en zinc, qui s'échauffent et se refroidissent avec la plus grande facilité ; celles en ardoises, que l'on employait presque uniquement autrefois, ne présentent pas ces inconvénients ou du moins à un degré beaucoup moindre. Les toitures en chaume offrent non-seulement les inconvénients de celles en zinc, mais elles donnent encore naissance à certains produits de décomposition végétale qui peuvent être une source de fièvres intermittentes ; on devrait s'efforcer de bannir ce mode de couverture qui présente encore un autre danger, celui d'offrir un aliment actif à l'incendie et de beaucoup le favoriser.

Dans l'intérieur des habitations, on place souvent des objets qui peuvent être nuisibles à la santé : les fleurs, par exemple, sont dans ce cas : pendant la nuit elles rendent de l'acide carbonique et absorbent de l'oxygène, c'est-à-dire l'opposé de ce qui se passe pendant le jour. Or, vous savez déjà combien l'acide carbonique est délétère.

Dans leurs demeures, les paysans ont aussi l'habitude d'y laisser les animaux domestiques: ceux-ci, outre qu'ils enlèvent la plus grande quantité de l'oxigène de l'appartement, émettent encore un grand nombre de produits dont l'influence ne peut être que malsaine; les aliments qu'on laisse aussi séjourner trop longtemps peuvent subir un commencement de putréfaction et devenir, par leur seule présence, très-nuisibles.

CHAPITRE XI.

DU CHAUFFAGE.

Le chauffage présente deux choses à considérer; les matières employées et les appareils dans lesquels on opère leur combustion.

§ I.

Les substances qui servent au chauffage sont le bois, le charbon, la houille et la tourbe; le combustible qui donne le plus de chaleur est la tourbe; après lui vient le charbon de terre, puis enfin le bois.

La tourbe donne le plus de chaleur, mais son odeur désagréable la fait généralement peu rechercher. La houille présente bien cet inconvénient mais à un degré beaucoup plus faible et, ce qui est important à noter, c'est qu'elle n'offre que celui-là, car le bois, que l'on regarde comme le corps combustible par excellence, dégage en brûlant une foule de substances dont l'action est très-appréciable; ainsi, tout le monde sait que lorsqu'il brûle mal, lorsque la cheminée tire peu, souvent on pleure, eh bien! ces larmes sont produites par l'acide acétique du bois qui se volatise lors de sa combustion. Quant à la chaleur dégagée par le charbon de terre, elle est double de celle du bon bois, par conséquent, on voit que l'avantage reste au charbon de terre, aussi cette substance est-elle devenue d'un usage très-fréquent.

§ II.

Il y a trois procédés de chauffage : le poêle, la cheminée et le calorifère. Le procédé de la cheminée est le plus ancien, mais celui qui occasionne la plus grande perte de calorique. Il est vraiment curieux de savoir la petite quantité de chaleur utilisée, elle n'équivaut guère qu'à 10 pour 100. Le reste est perdu par les parois de la cheminée, par l'air chauffé qui s'échappe par son tuyau. Afin de diminuer ces pertes, on a imaginé les bouches de chaleur que l'on place sur ses côtés et qui permettent ainsi à une portion d'air chauffé d'arriver dans la chambre; enfin, au lieu de les peindre en noir et de les construire avec des substances qui absorbent toute la chaleur et la réfléchissent difficilement, on se sert de faïence blanche qui a un pouvoir émissif très-considérable.

On a imaginé encore de petites cheminées en tôle ayant leur tuyau dans l'appartement et donnant par conséquent beaucoup plus de chaleur que les premières, on les appelle cheminées à la prussienne.

Les poêles l'emportent de beaucoup sur les cheminées; la perte de combustible y est bien moins considérable, car toutes leurs parois émettent la chaleur qu'elles ont reçue; l'air lui-même échauffé dans leur intérieur n'est pas perdu. Ils échauffent très-promptement les tuyaux dont ils sont armés; sous l'influence de cette chaleur, l'humidité contenue dans l'appartement disparaît promptement et le milieu devient d'une sécheresse extrême; cette sécheresse présente des inconvénients: elle produit chez la plupart des personnes des vertiges, des éblouissements, des céphalalgies très-fortes, souvent même des envies de vomir. On peut facilement remédier à ces inconvénients, comme tout le monde le sait, en plaçant un vase plein d'eau sur le poêle, la température de l'appartement permet à l'eau de s'évaporer et de se répandre dans la chambre au fur et à mesure qu'elle est détruite.

Les calorifères peuvent être considérés comme des poêles perfectionnés, dans lesquels on a cherché à augmenter par tous les moyens la quantité de chaleur produite; ils sont généralement en fonte et alimentés par du charbon de terre, élément qui doit augmenter de beaucoup la quantité de chaleur produite, puisque dans les poêles on brûle du bois et que la chaleur dégagée par la houille est double de celle du bois.

On n'emploie du reste ce genre de calorifère que pour les maisons particulières. Pour chauffer les établissements publics, on a imaginé une foule de procédés plus ou moins ingénieux. Dans l'un, on a fait parcourir de l'eau chaude dans l'édifice au moyen de tuyaux; dans un autre, ce n'est plus de l'eau mais de l'air. Je n'y insisterai pas davantage, seulement, en finissant, je vais vous dire ce que c'est que l'appareil de M. Duvoir, qui se trouve employé dans un assez grand nombre d'établissements.

Dans les parties les plus déclives des bâtiments existe une énorme chaudière contenant de l'eau; cette chaudière est armée d'un tuyau qui après un grand nombre de circuits arrive jusqu'aux étages les plus élevés.

Sous l'influence de l'élévation de température, l'eau progresse dans les tuyaux et monte jusqu'à sa terminaison; mais considérablement refroidie, elle arrive ainsi dans un réservoir qui, au moyen d'un autre tuyau, la conduit jusqu'à la chaudière, de sorte qu'il n'est nécessaire que de chauffer la chaudière inférieure pour que l'appareil marche.

CHAPITRE XII.

DE L'ÉCLAIRAGE.

§ I.

Nous avons vu que dans les régions septentrionales l'obscurité règne six mois de l'année; dans nos contrées, elle ne dure jamais aussi longtemps. Cependant en hiver, les jours sont si courts, les nuits si longues, que l'homme a dû chercher à pouvoir se passer de la lumière solaire, en la remplaçant par une autre, la lumière artificielle.

Autrefois les substances employées à cet usage étaient peu nombreuses: l'huile, et plus tard les cires, étaient les seules que l'on connût; maintenant elles sont beaucoup plus nombreuses. Outre les deux premières dont on fait encore usage, il faut y ajouter les huiles essentielles, le suif, qui est d'un usage si commun, et enfin les gaz provenant de la distillation de la houille.

C'est avec le suif que l'on fait les chandelles, avec la cire les bougies; on ne se sert guère maintenant de cire pour leur fabrication, mais de corps gras connus sous le nom d'acide stéarique et margarique, d'où vient le nom de bougies stéariques qu'on leur

8

donne. Elles reviennent moins chères que les premières et éclairent beaucoup mieux.

Les huiles à brûler sont au nombre de quatre: la première est l'huile de colza, qui est tirée d'une plante de la famille des crucifères; puis vient l'huile d'olive, qui se sèche facilement, ensuite l'huile d'œillette et de chènevis; on emploie quelquefois comme huile à brûler l'huile de noix.

Les lampes dans lesquelles sont brûlées ces différentes substances ont été modifiées de mille manières. Jusqu'à présent, la meilleure de toutes est la lampe-Carcel. C'est elle qui donne la plus grande quantité de lumière. En représentant par 100 son intensité, on trouve que la lumière de la bougie n'est que de 14. La bonté du système Carcel provient de la combustion complète de l'huile que l'on fait arriver jusqu'à la mèche au moyen d'un mécanisme très-ingénieux.

On a aussi la lampe à gaz hydrogène dans laquelle l'huile n'intervient pas, elle donne une lumière assez vive, cependant on n'en fait pas usage. Les lampes électriques ont dans ces derniers temps facilité le prompt achèvement de grands travaux; elles projettent une lumière considérable et d'une grande intensité, mais elles ne sont utiles qu'au genre de travaux pour lesquels elles ont été alors employées. Elles exigent des dépenses et des soins qui les mettent tout à fait hors de la portée du public.

§ II.

Du Gaz.

Le Gaz provient, non seulement de la houille, mais encore de la distillation des huiles grasses, des résines et même des eaux qui ont servi au dégraissage que l'on soumet aussi à la distillation, mais dans des appareils spéciaux.

Le gaz ordinaire se fabrique de la manière suivante : on place la houille dans des cornues chauffées au rouge, le gaz mêlé à d'autres matières passe à la distillation ; il arrive dans des récipients contenant de l'eau qui servent à le purifier, puis il est transporté dans le gazomètre qui le distribue enfin dans les différents quartiers de la ville. Les conduits de gaz se faisaient autrefois en plomb, mais les rats, en les rongeant, les perçaient souvent, et il survenait de graves accidents ; pour y remédier, on les fait maintenant en étain.

Ces tuyaux, quelles que soient les précautions qu'on ait prises pour les ajuster hermétiquement, permettent les fuites de gaz ; ces fuites, outre les accidents d'explosion qu'elles peuvent occasionner, ont encore le grave inconvénient de modifier la terre ; elle devient noire, comme visqueuse et tout à fait impropre à la nourriture des végétaux qui, cependant, à cause de la quantité d'acide carbonique dégagé par les grandes villes, sont très-utiles à leur salubrité. Ils se terminent par le bec de gaz qui présente une disposition spéciale. Son extrémité, en effet, au lieu de se terminer par une ouverture unique, est percée d'un grand nombre de trous ; avec cette précaution, il ne peut pas y avoir d'explosion.

Sans compter les accidents que l'on voit survenir de temps en temps, malgré les grandes précautions que l'on prend, ce gaz a une influence délétère sur l'organisme, et les personnes qui vivent longtemps dans une telle atmosphère ne tardent pas à s'étioler ; elles sont de plus sujettes à une toux qui provient de l'irritation des organes de la respiration. Quand enfin l'air est par trop confiné, on finit par voir survenir des symptômes d'asphyxie.

Cet éclairage n'est donc bon que pour les rues et les édifices publics, où l'air circule librement. Quant aux habitations particulières, il devrait en être complètement banni, car, pour économiser quelques petites choses, on ne craint pas de se ruiner la santé ; du reste, il ne faut pas croire que la bougie et la chandelle soient elles-mêmes exemptes de tout inconvénient. En brûlant elles absorbent tout l'oxygène de l'appartement, lentement mais sûrement et elles ne rendent à la place que des produits nuisibles. Ces céphalalgies intenses, ces sortes d'éblouissements que l'on éprouve quelquefois pendant les veillées, ne sont dus le plus souvent qu'à ces causes. Il faut donc aérer toujours son appartement, et c'est un conseil que l'on ne saurait trop donner.

Si l'on peut éprouver des accidents avec une chandelle ou une bougie, à plus forte raison avec une lampe. Tout ce que j'ai dit plus haut doit s'y appliquer ; je ne m'y arrête donc pas plus longtemps.

SECTION II.

INGESTA.

CHAPITRE Ier.

CLASSIFICATION DES ALIMENTS.

§ I.

On désigne sous le nom d'aliment toute substance solide qui, introduite dans l'organisme, peut servir à l'entretien de la vie. On entend par boisson tout liquide qui, absorbé, peut être assimilé. Les condiments sont des corps destinés à activer l'assimilation de ces deux espèces de substances.

Les aliments eux-mêmes ont été divisés par les chimistes en trois groupes: 1°. en aliments proteiques, c'est-à-dire en aliments formés essentiellement d'albumine, de fibrine et de caséine; 2°. en aliments amilacés tels que l'amidon, le sucre et l'alcool; 3°. enfin, en substances grasses; ces dernières peuvent elles-mêmes se présenter à l'état de graisse, d'huile et d'amulsion.

Les physiologistes, ou plutôt les hygiénistes les ont divisés d'une autre manière, ils les ont partagés en deux grandes classes: dans la première, ils ont placé tous les aliments pouvant servir à la réparation de nos tissus, c'est-à-dire ceux formés par des substances proteiques; dans la seconde, ils ont réuni toutes les substances grasses et amilacées, et leur ont donné le nom d'aliments respiratoires; les regardant comme destinés à se transformer en acide carbonique et par conséquent comme devant servir à l'entretien de la chaleur humaine.

On a fait plusieurs objections à cette classification; je n'en citerai qu'une : la température du corps humain aurait besoin, pour se maintenir dans les pays froids, d'une grande quantité de matières amilacées; cependant l'habitant de ces contrées se passerait beaucoup plus facilement des aliments respiratoires que des nutritifs; par contre dans les pays méridionaux, les aliments amilacés peuvent en partie lui suffire.

D'après ce qui précède, la nourriture de l'homme est variable et tirée des trois règnes : des règnes animal, végétal et minéral; mais on s'est demandé si la vie était possible, en se nourrissant toujours de la même manière ; on n'a donné à un chien pendant un certain laps de temps que du sucre, à un autre que de la fibrine, à un troisième que de la graisse, et on a observé ce qui se passait; il n'est d'abord rien survenu de particulier; pendant quelque temps ils sont restés aussi bien portants que lorsqu'ils étaient nourris d'aliments divers; mais bientôt on les vit maigrir, s'affaiblir tous les jours et enfin mourir. La mort n'eut pas lieu du reste en même temps pour les trois animaux, elle arriva beaucoup plus tard chez celui qui était nourri de fibrine que chez ceux qui l'étaient avec de la graisse et du sucre. Il est donc impossible de vivre en ne mangeant qu'un aliment, et la nature a voulu ainsi nous forcer à nous servir des biens divers qu'elle a créés.

§ II.

Du Lait.

Mais à certaine époque de la vie, il est impossible à l'être vivant de se servir de tous ces aliments; qu'a fait alors la nature? elle a imaginé une substance qui les renfermât toutes: cette substance c'est le lait pour les vivipares, le contenu de l'œuf pour les ovipares. Si vous cherchez en effet à connaître la composition du lait, vous le trouvez formé d'une matière albumineuse, qui n'est autre chose que le caséum; d'une substance qui est la lactine ou sucre de lait; enfin, d'une autre matière grasse qui est le beurre. Nous retrouvons déjà les corps qui font la base de l'alimentation; à savoir les matières proteiques représentées par le caséum, les matières amilacées par la lactine ou sucre de lait, enfin, les matières grasses par le beurre. Là ne s'arrête pas sa composition, il contient encore des substances minérales qui sont indispensables aussi à l'entretien de la vie. Ce sont principalement le chlorure de sodium, le chlorure de potassium, les carbonates de potasse et de soude de fer, etc.

La présence du sucre de lait explique comment dans certaines contrées, où il est impossible de se procurer des boissons alcooliques, on fait usage de ce liquide pour fabriquer de l'alcool; ainsi les Tartares emploient celui de leurs cavales à la fabrication d'une liqueur fermentée qu'ils estiment beaucoup. Le sucre de lait, sous l'influence d'un ferment, de la levure de bière, par exemple, se transforme en alcool de la même manière que le sucre contenu dans le raisin, sous l'influence d'un autre ferment se transforme en vin, c'est-à-dire en un liquide contenant de l'alcool en assez grande quantité.

Ainsi donc en résumé, avec du lait vous avez de la viande, ou du moins une substance qui s'en rapproche beaucoup, du vin et de la graisse; vous avez plus que cela encore, vous avez à boire, car tout le monde sait qu'il contient une grande quantité d'eau. Avec le lait, on fait encore autre chose, on fabrique le fromage qui peut servir à la fois d'aliment et de condiment. La première manière de le fabriquer consiste à le faire coaguler et à le laisser sécher. Ce genre de fromage, qui présente des variétés nombreuses, constitue les fromages crûs; d'autres fois, au contraire, avant de se servir du lait, on le fait bouillir, puis on fabrique le fromage, on a ainsi les fromages cuits. On peut aussi se servir, pour faire le fromage, du lait qui a été ou qui n'a pas été écrêmé, et on a ainsi autant d'espèces de fromages.

Ceux qui ne contiennent que le caséum du lait sont généralement peu nutritifs et ne peuvent être considérés que comme des condiments. Ceux, au contraire, qui sont constitués par tous ces éléments sont tout à la fois des condiments et des aliments, qui, avec un peu de pain, peuvent pendant assez longtemps suffire aux besoins de l'alimentation, grâce à leur composition complexe.

Les éléments du lait de vache se trouvent dans les proportions suivantes :

Eau.	87,4
Beurre.	4,0
Sucre et sels insolubles.	5,0
Caséum albumine, sels insolubles. .	3,6

Sa densité est de 32°. Le Gouvernement souffre du lait ne marquant que 30 à l'aréomètre, mais tout lait qui porte moins est jeté. Quand en effet ce chiffre n'existe pas, c'est qu'on y a ajouté de l'eau, de sorte que sa densité indique d'une manière approximative la quantité d'eau qu'il renferme.

Il y a encore d'autres moyens d'en reconnaître la fraude; tout le monde sait que ce qui lui donne du prix, c'est la crême; un certain nombre de laitières l'enlèvent et ne donnent aux consommateurs, en résumé, que du petit lait. Pour reconnaître cette falsification, on a imaginé deux appareils : le plus simple consiste dans un tube de petit calibre et fermé par une de ses extrémités, extérieurement il est divisé en parties égales ; on introduit dans son intérieur le lait que l'on veut examiner et on le laisse reposer pendant vingt-quatre heures. La crême s'amasse à la partie supérieure, le petit lait à la partie inférieure; on mesure alors le nombre de degrés occupés par la crême, et si cette couche n'a pas l'épaisseur déterminée, on rejette le lait comme mauvais.

Ce moyen de reconnaître la qualité du lait est très-bon en même temps que très-simple, mais il demande du temps que l'on n'a pas toujours à sa disposition; on en a donc imaginé un autre qui consiste en deux plaques de verre appliquées l'une sur l'autre, après qu'on a étendu entre elles une couche du lait qu'on veut examiner. Si ces deux plaques de verre ainsi chargées laissent passer les rayons lumineux d'une bougie placée de l'autre côté, on peut être sûr qu'il n'est pas pur et qu'on y a ajouté une certaine quantité d'eau en rapport avec le degré de facilité que l'on éprouve à voir la lumière.

Nous arrivons maintenant à l'œuf qui, lui aussi, peut être regardé comme un aliment complet, bien qu'il le soit déjà moins que le précédent. Vous savez peut-être que la meilleure manière de les conserver est de les placer dans un lait de chaux. Vous connaissez aussi les moyens employés par les ménagères pour savoir s'il est frais, il consiste à placer l'œuf entre l'œil et la lumière. Suivant que la transparence est plus ou moins grande, on juge du degré de sa fraîcheur. Malgré cette expérience, on est encore souvent trompé, et je crois qu'il vaut mieux s'en remettre à la bonne foi du marchand.

L'œuf est un aliment excellent, qui soutient même assez bien; de plus, très-souvent il n'est pas cher, excepté pendant l'hiver; il le serait encore beaucoup moins si l'on n'en faisait pas une grande consommation pour la fabrication des gants; un économiste s'est amusé à calculer le nombre d'œufs ainsi consommés et il est arrivé à un chiffre vraiment fabuleux.

Dans le règne végétal, il existe un corps qui, grâce à sa composition, peut être rapproché des aliments que nous venons d'étudier. Ce corps c'est le chocolat. Le cacao, en effet, est formé 1°. d'une substance particulière appelée théobromine à laquelle il doit son arôme; 2°. d'une matière albuminoïde; 3°. d'un peu de sucre et d'amidon; 4°. enfin, de graisse que l'on désigne sous le nom de beurre de cacao.

C'est pour cette raison que l'on conseille avec tant d'avantage l'usage du chocolat aux personnes faibles. Malgré sa bonté, cet aliment est un peu lourd et est difficilement supporté par un certain nombre d'estomacs. Il est redevable de ce défaut au beurre de cacao qui est digéré difficilement, surtout s'il a subi la moindre altération.

CHAPITRE II.

DES ALIMENTS INCOMPLETS.

§ I.

Aliments incomplets tirés du règne animal.

Dans toutes les contrées tempérées, l'aliment par excellence, l'aliment du travailleur, c'est la viande.

Dans les pays méridionaux, elle devient d'une nécessité beaucoup moins absolue, et si nous prenons l'habitant de l'Italie, par exemple, nous voyons qu'il se contente parfaitement d'aliments végétaux ; du macaroni et une tranche d'une espèce de melons propre à ces pays, lui suffisent parfaitement, mais il faut convenir qu'ils travaillent peu généralement.

Les principales viandes de boucherie sont le bœuf, le veau et le mouton et accidentellement la viande de gibier. Dans les premiers âges du monde, tout l'opposé avait lieu, c'est-à-dire que l'homme se nourrissait principalement de viande de gibier et qu'il se servait très-peu de celle de bœuf, de veau ou de mouton. Du reste, sous le rapport nutritif, ces deux espèces de viandes ne présentent pas beaucoup de différence, la seule est celle du goût qui n'est pas la même chez l'animal privé et chez celui qui vit dans les bois. Ce goût nous semble plus agréable, mais suivant toute probabilité, cela tient à ce que nous sommes habitués à manger l'une, tandis qu'il n'en est nullement de même pour l'autre.

Toutes les préparations culinaires que l'on peut lui faire subir se résument à deux. La cuisson au feu ardent et celle au moyen de l'eau bouillante. Le premier mode constitue le rôti ; cette manière de la préparer est excellente et empêche la perte de ses sucs; par elle on développe de plus un principe particulier peu connu, désigné par les chimistes sous le nom d'osmazôme et qui serait de la plus grande utilité pour faciliter la digestion de la fibrine.

A propos du rôti, il est indispensable de dire que la viande perd en partie ses facultés nutritives par la cuisson et qu'elle les perd d'autant plus que cette cuisson est plus avancée. Il en résulte que, quand on veut profiter d'une viande quelconque, il faut la faire cuire le moins possible. Les Anglais le savent parfaitement et jamais ils ne mangent leur rosbif que tout saignant. Cela répugne d'abord mais on s'y habitue promptement et la santé générale s'en trouve très-bien.

Le deuxième mode de préparation produit le bouilli. L'eau qui a servi à faire bouillir la viande prend le nom de bouillon. Ce liquide, en cuisant la viande, ne lui enlève pas sa fibrine, car elle reste intacte, il ne lui enlève pas son albumine, puisqu'on en retrouve une très-petite quantité dans le bouillon. Il lui enlève cependant quelque chose de bien important, car tout le monde sait que le bouillon restaure parfaitement; à ce quelque chose on lui a donné un nom, on l'a appelée *créatine*.

La créatine, comme on le voit, a beaucoup de rapport avec l'osmazôme. Suivant toute apparence, elles agissent toutes les deux de la même manière, c'est-à-dire qu'elles favorisent la digestion des aliments, de manière à empêcher qu'ils ne soient rejetés au dehors, sans nous avoir servi. La créatine semble faire plus encore, car si vous donnez à un individu exténué de fatigue et mourant de faim un bon bouillon, vous le voyez renaître pour ainsi dire à la vie. Vous connaissez tous, du reste, ce vieux dicton populaire qui dit de lui qu'il est capable de faire revenir un mort. Mais comment expliquer cela? Les savants n'y sont pas encore parvenus et n'y parviendront peut-être jamais.

Toujours est-il que le fait est parfaitement démontré, et puisqu'il est d'une utilité si grande, je crois que l'on me saura gré du conseil que je vais donner pour faire de bon bouillon. Certaines personnes ont l'habitude de jeter leur viande dès que l'eau est sur le feu. Cette manière de procéder est mauvaise, il vaut beaucoup mieux attendre que l'eau soit chaude, mais cependant pas à un degré trop élevé, la viande est saisie alors dans toute sa masse et elle abandonne plus facilement ses sucs; lorsque l'eau est bouillante, elle coagule l'albumine elle-même et détermine ainsi la destruction des sucs nutritifs qui sont entraînés par la coagulation de ce principe. Vous voyez donc qu'on ne saurait trop vous engager à suivre les conseils qui précèdent.

§ II.

Des Aliments tirés du règne végétal.

Tous ces aliments peuvent être réunis en deux grandes classes. La premiere formé par les graines; la seconde par les herbes.

Les graines dont se nourrit l'homme sont extrêmement nombreuses. Les unes constituent notre aliment quotidien, ce sont les céréales; les autres entrent aussi dans notre alimentation mais sont d'un usage beaucoup moins fréquent, ce sont les légumes secs.

Etudions d'abord les céréales; dans les pays complètement froids, elles n'existent pas; on les rencontre seulement dans les pays chauds et tempérés, et encore dans chacun d'eux, elles varient. Ainsi, les principales céréales de nos contrées sont le froment, le seigle, l'orge et l'avoine; celles des pays chauds sont le riz et le maïs.

Du froment. Sans contredit, la plus importante de toutes les céréales est le froment; son usage est extrêmement répandu et très-propre à entretenir la vie. Il est composé de deux substances principales, l'amidon et le gluten.

Pour extraire le gluten de l'amidon, il suffit de malaxer sous un filet d'eau un peu de pâte faite avec du froment, le gluten reste dans la main; l'amidon s'en va avec l'eau; on a donc ainsi à la fois du gluten et de l'amidon. Le premier de ces corps se présente sous l'apparence d'une substance légèrement jaunâtre, assez consistante et très-élastique; c'est véritablement la partie nutritive du froment et il représente la fibrine et l'albumine animales. Du reste, sa composition chimique en diffère peu, comme elles, il est composé de carbone d'oxigène, d'hydrogène et d'azote, il appartient donc à la classe des substances azotées. Ainsi, plus un froment en contiendra et plus il devra être estimé. Cependant la quantité en varie peu et on en trouve ordinairement 14 pour 100.

Avec cette substance on fabrique un pain connu sous le nom de pain de gluten et spécialement destiné aux individus dont les urines contiennent du sucre, affection très-grave qui devient depuis quelque temps assez commune; c'est enfin en le faisant fermenter que l'on obtient le corps avec lequel on fait lever le pain.

L'amidon se présente quand il a été débarrassé de son eau sous l'apparence d'une poudre blanche extrêmement fine. Dans le commerce on le trouve sous forme de bâtons et il sert à faire de l'empois; l'empois en effet n'est autre chose que des granules d'amidon facilement perçus par le microscope et considérablement grossis sous l'influence de la chaleur; si l'on chauffe davantage, l'amidon se transforme en une autre substance connue sous le nom de dextrine. Si l'on chauffe encore on obtient un sucre particulier qui, à cause de son origine, est connu sous le nom de sirop de dextrine. Les brasseurs s'en servent pour faire la bière, ils diminuent ainsi leurs frais, en diminuant la quantité d'orge qu'ils emploient.

Ce sirop est une variété de sucre, mais ce n'est pas le plus commun, il en existe trois autres qui ont une importance beaucoup plus grande et qui sont d'un usage très-fréquent. Ce sont les sucres de cannes, de betteraves et celui de raisins, connu encore sous le nom de glucose ; c'est ce dernier qui, en fermentant, donne naissance à l'alcool dont nous extrayons du vin par la distillation.

Du pain. C'est avec le froment que l'on fait le pain; il se trouve donc composé principalement par du gluten et d'amidon, d'une certaine quantité de principes minéraux qui existent dans les substances végétales comme dans les substances animales.

Pour faire du pain, il suffit d'ajouter à la farine de l'eau et d'opérer d'une manière très-exacte le mélange de ces deux substances, en les pétrissant avec un peu de la levure de bière ou un morceau de pâte obtenue par une fabrication antérieure et que l'on a laissée fermenter. On la place, ainsi préparée, au four, et le pain est fait.

La quantité d'eau qu'il faut mettre pour fabriquer le pain est dans un rapport déterminé, si l'on en ajoutait trop, on ferait plus de pâte mais on le rendrait indigeste; aussi les boulangers sont-ils surveillés pour qu'ils n'en mettent que le poids voulu.

Il y a deux espèces de pain : l'un blanc, qui est formé uniquement par du froment, et l'autre bis ou de ménage dans lequel on unit au froment une certaine quantité de seigle. Cette dernière espèce est peut-être plus nutritive que la première ; des expériences ont été entreprises en grand par le gouvernement et elles sont venues corroborer complètement cette manière de voir. On ne saurait donc trop en recommander l'usage aux familles qui font elles-mêmes leur pain; mais dans les grandes villes où les boulangers peuvent ajouter une quantité plus que suffisante de seigle, il vaut mieux ne pas se servir de ce pain, et c'est uniquement pour cette raison qu'on en a abandonné l'usage.

On peut encore faire du pain uniquement avec du seigle, mais il est désagréable, assez indigeste et par conséquent d'un emploi peu fréquent ; on s'en sert néanmoins dans certaines contrées pauvres de notre pays. On fait même du pain avec un seigle atteint de la maladie de l'ergot ; mais il peut donner naissance à de graves accidents ; il plonge d'abord ceux qui en mangent dans un état particulier qui se rapproche beaucoup de l'ivresse ; pris pendant longtemps, il finit par produire des gangrènes plus ou moins étendues.

Du reste, il n'y a pas seulement que le seigle qui puisse être nuisible, dans certains cas, le froment lui-même peut devenir malade et donner quelquefois naissance à des affections assez graves pour déterminer la mort. Les maladies désignées sous le nom de raphanie d'acrodinie en sont des preuves, dans ce cas l'affection semble être produite par le mélange avec le froment d'une grande quantité de graine de la famille des crucifères.

On fait aussi du pain avec l'orge ; il est très-blanc, très-agréable au goût mais peu nutritif, aussi en consomme-t-on une très-petite quantité. Quant à l'avoine, l'homme ne s'en sert que pour faire de la tisane et pour nourrir ses chevaux.

Les céréales des pays méridionaux sont, ainsi que nous l'avons déjà vu, le maïs et le riz.

Le *riz*, quant à sa composition, se rapproche beaucoup du froment, cependant il contient une quantité moins considérable de gluten, et chose remarquable, il est pourtant assez nourrissant. On rapporte l'histoire de voyageurs qui ont pu soutenir pendant longtemps leur existence seulement avec du riz et même en faible proportion. On raconte encore qu'une petit corps d'armée anglais, égaré dans les Indes, a pu résister aux angoisses de la faim, grâce à quelques sacs de riz que l'on avait donné à emporter aux soldats selon l'usage dans ces contrées; ainsi il ne peut pas y avoir de doute sur la puissance nutritive du riz, cependant il ne faut pas oublier qu'ici nous nous trouvons transportés dans des pays très-chauds où l'alimentation a besoin d'être bien moins substantielle que partout ailleurs.

Le *maïs* a la même composition que le froment ; il contient seulement en plus une assez forte proportion de graisse; elle y est surtout très-abondante dans les pays où la température n'est pas par trop élevée. En Italie, dans le royaume lombard vénitien, l'usage habituel du maïs donne naissance à une affection grave connue sous le nom de pellagre, caractérisée principalement par une altération de la peau ayant surtout pour siége la face et les mains. Mais ce ne sont pas là ses seuls symptômes, elle s'accompagne souvent d'une paralysie plus ou moins complète qui, pour cette raison, a été désignée sous le nom de paralysie pellagreuse. On a beaucoup discuté sur la cause de cette affection; les uns ont pensé qu'elle était le résultat du développement d'un cryptogame, d'autres ont dit, et c'est à cette opinion que nous croyons devoir nous rattacher, qu'elle était le résultat d'une quantité trop considérable de graisse des maïs des pays septentrionaux. C'est en effet en Lombardie, le pays le plus froid où il est cultivé, que se produit le plus fréquemment cette maladie.

J'ai parlé des principales céréales, je pourrai citer d'autres substances avec lesquelles on fait du pain ou quelque chose qui s'en rapproche beaucoup, comme le manioc et le sagou, mais leur usage est très-limité et par conséquent d'une importance trop minime pour nous y arrêter plus longtemps.

Je passe maintenant aux autres graines qui servent encore d'aliments; elles sont très-nombreuses, ce sont: 1°. les haricots, les pois, les lentilles, les fèves, les vesces; 2°. le colza, le lin et les olives.

Légumes secs. Les premiers, généralement connus sous le nom de légumes secs, contiennent en assez grande quantité une substance azotée, et pour cette raison sont assez nutritifs; les autres, au contraire, en renferment peu, mais elles sont précieuses par la forte proportion d'huile qu'elles contiennent.

La substance azotée des haricots et autres graines de la même classe, est connue sous le nom de légumine et n'est autre chose que de l'albumine végétale; les haricots, en renferment une grande quantité; c'est donc un aliment assez réparateur, mais plusieurs choses en rendent son usage quelquefois nuisible, l'enveloppe d'abord dont ils sont recouverts, puis l'eau qu'il absorbe pendant leur cuisson. On peut remédier avantageusement à ce dernier inconvénient en ne les mangeant qu'après les avoir laissés refroidir pendant deux ou trois heures. Cependant ils sont encore assez indigestes et il y a un certain nombre de personnes qui ne peuvent les supporter.

Quand un haricot est dans l'estomac et que son enveloppe n'a pas été déchirée, il est rendu tel qu'il a été pris. Cette enveloppe est donc un précieux préservatif contre l'action des agents extérieurs et explique comment les graines de cette espèce ont pu traverser des siècles sans perdre leur propriété germinative, et donner après ce temps naissance à des êtres semblables à eux.

Les graines qui contiennent de l'huile ne servent guère à notre alimentation, mais on en extrait ce liquide; cette extraction se fait pour les usages domestiques, par la pression à froid ou à chaud. La pression à froid donne une huile bien meilleure mais aussi en bien petite quantité. Celle obtenue par la pression à chaud est beaucoup plus abondante mais d'une qualité bien inférieure, car la chaleur modifie toujours l'huile et la fait souvent devenir rance.

L'huile, comme on le sait, n'est pas un aliment, c'est pour ainsi dire un adjuvant; dans les pays chauds on s'en sert pour préparer tous les aliments, dans les pays froids on a recours au contraire au beurre. On en fait cependant usage mais seulement pour relever le goût ou bien encore en guise de graisse dans certains aliments, comme dans certains poissons qui, n'en contenant pas à proprement parler, ont besoin qu'on en ajoute une certaine quantité pour pouvoir servir d'une manière plus efficace à la nutrition.

Du reste, on ne doit pas en abuser. Les graisses, de quelque nature qu'elles soient, sont toujours difficilement digérées et ne sont supportées que par les estomacs vigoureux. Ceux d'une nature délicate s'en trouvent toujours très-mal. Plus loin, je reviendrai sur ce point et je montrerai combien la nourriture doit être différente suivant les conditions dans lesquelles il a plu à Dieu de placer l'homme sur la terre.

Des herbes. Elles peuvent être divisées en trois catégories principales: les herbes potagères, les herbes proprement dites et les herbes légumineuses.

Les herbes potagères sont l'asperge, le céleri, l'artichaut, le chou cultivé, le chou-fleur, la carotte, le panais, le navet et la laitue. S'il faut en excepter l'artichaut, la laitue et le céleri, toutes ces plantes se mangent cuites; le plus souvent même l'artichaut et le céleri sont aussi cuits. La cuisson rend en effet d'abord tous ces aliments d'une digestion plus facile, en désagréant les parties dont ils sont formées. De plus, elle leur enlève aussi un certain nombre de principes qui leur donnent une saveur plus ou moins désagréable, plus ou moins acre.

Toutes ces substances sont peu nutritives et ne doivent être prises que comme adjuvant; quelques unes sont même nuisibles comme certains choux qui ne peuvent être supportés par la plupart des estomacs.

Les herbes proprement dites sont la chicorée, l'oseille et les épinards. Ces trois substances sont d'une inutilité complète pour la nutrition et ne méritent véritablement pas le nom d'aliments; elles sont cependant assez agréables au goût et d'une digestion facile; ce qui explique en partie pourquoi elles sont d'un usage si fréquent. Elles se mélangent le plus souvent avec de la viande et en atténuent l'action par trop excitante.

Les herbes légumineuses sont les pois verts, les haricots, dits haricots verts, les haricots proprement dits, encore jeunes et tendres, enfin les fèves nouvelles. Tous ces légumes sont des plantes non encore arrivées à un degré complet de maturité et présentant des propriétés complètement différentes de celles qu'elles posséderont plus tard. Leur enveloppe, encore extrêmement légère, en rend la digestion facile; elles contiennent de plus une assez grande quantité de casine végétale, ce qui fait qu'elles sont beaucoup plus nourrissantes que toutes celles que nous avons étudiées précédemment.

Des tubercules. Les tubercules sont la pomme de terre et la patate. Ce dernier est peu employé dans notre pays; il n'en est pas ainsi de la pomme de terre, qui est un aliment d'un usage extrêmement fréquent. elle se compose principalement de fécule, de dextrine et d'eau; elle contient généralement une très-petite quantité de matière azotée; ses propriétés nutritives sont cependant assez marquées, ce qui tendrait à faire penser que si les matières azotées sont indispensables à la nutrition, celles amilacées ont bien aussi leur importance.

Les pommes de terre cuites à l'eau sont d'une digestion plus difficile que celles cuites dans l'eau et avec des graisses de quelque nature qu'elles soient. Les jeunes pommes de terre, c'est-à-dire celles qui sont prises avant d'avoir attendu leur maturation complète, sont dans le même cas.

§ III.

Des Aliments tirés du règne minéral.

Ne croyez pas que ces derniers soient les moins utiles, il n'en est rien, et cela est tellement vrai que l'alimentation par le lait qui ne les contient qu'en petite quantité donne souvent naissance à une terrible affection connue sous le nom de rachitisme lorsqu'elle est prolongée pendant trop longtemps.

Les os des hommes sont formés par du phosphate de chaux; s'ils ne trouvent pas dans les aliments les principes nécessaires à leur formation ils se ramollissent, deviennent très-fragiles et s'ils ne disparaissent pas complètement, cela tient à ce qu'ils sont formés de deux parties distinctes, de substances calcaires et de substances organiques; la matière calcaire disparaît, mais l'organique subsiste; on voit alors survenir des difformités qui font le désespoir des mères et qui, le plus souvent, ne disparaissent jamais. C'est pour cette raison qu'un certain nombre de médecins conseillent de mélanger le lait avec un peu de phosphate de chaux ou de poudre d'os afin d'en augmenter la proportion.

Les principes minéraux introduits généralement par l'intermédiaire des aliments sont extrêmement nombreux, mais parmi eux il y en a plusieurs qui priment tous les autres: ce sont d'abord la chaux et ses différents composés, phosphate, carbonate et oxalate, la soude et ses différents composés, chlorure de sodium ou sel commun, les carbonates et sulfates de soude, le potassium et ses composés, carbonate et le chlorure de potassium que l'on retrouve toujours dans la chair musculaire, tandis qu'on ne trouve jamais dans le sang que du chlorure de sodium. L'homme absorbe dans une journée dix grammes de sel. Cette grande quantité provient principalement du bouillon dans lequel on en met beaucoup, de nos autres aliments, dans lesquels il en entre aussi une assez forte proportion. Le fer, enfin, qui fait partie de notre sang et qui, d'après le plus grand nombre de médecins, lorsqu'il n'est pas en assez grande quantité, est la cause d'une maladie dont les mères ont souvent l'occasion d'observer les symptômes chez leurs filles, principalement au moment de la puberté et que l'on désigne sous le nom de chlorose ou pales-couleurs. C'est pour remédier à ce vice du sang que l'emploi du fer est généralement conseillé.

J'ai dit que les aliments servent d'intermédiaires pour faire arriver jusqu'à dans l'intérieur de nos tissus les substances minérales, mais les boissons sont dans le même cas et nous retrouverons tout-à-l'heure dans l'eau tous les principes que nous venons d'énumérer, mais seulement en très-petite quantité. Ainsi, les substances minérales peuvent être introduites dans l'estomac de trois manières: 1°. par les aliments; 2°. par les boissons auxquelles elles se trouvent incorporées; 3°. enfin, directement comme le chlorure de sodium.

Par les premier mode, il s'en trouve d'absorbées quelques-unes qui sont complètement inutiles et parmi elles je citerai le soufre et l'acide oxalique. Aussi sont-elles rendues par les urines ou bien avec les excréments. Il en est de même des autres substances toutes les fois qu'elles sont prises en trop grande quantité. Cela nous explique pourquoi les urines des herbivores sont si épaisses, si troublées, lorsqu'ils ont mangé, et pourquoi elles sont si claires et si limpides lorsqu'on laisse jeûner ces animaux.

Cela prouve encore autre chose qu'il ne vous sera peut-être pas inutile de savoir: c'est de ne pas trop se nourrir de légumes, si l'on ne veut pas avoir la pierre.

CHAPITRE III.

DES BOISSONS.

Les boissons doivent être divisées en boissons non fermentées et en boissons fermentées; celles non fermentées peuvent elles-mêmes être naturelles, c'est l'eau; elles peuvent être artificielles, ce sera le thé, le café et le chocolat.

§ I.

Boissons non fermentées.

De l'eau. Je l'ai déjà dit plus haut, l'eau est formée par la réunion de deux gaz qui sont l'hydrogène et l'oxygène; le premier doit vous être parfaitement connu, car c'est avec lui que l'on gonfle les ballons dont maintenant on abuse tant; on les gonfle avec ce gaz, parce qu'il est quatorze fois plus léger que l'air. Vous connaissez aussi l'oxygène, car je vous en ai parlé en vous faisant l'histoire de l'air.

La composition que je viens de vous faire connaître n'est pas complètement celle de l'eau que vous prenez. Il vous serait impossible de la boire tant elle vous paraîtrait mauvaise. C'est celle de l'eau distillée, c'est-à-dire d'une eau parfaitement pure, ne pouvant servir qu'à préparer certains médicaments, à faire certaines expériences chimiques.

L'eau potable est celle qui contient au contraire une certaine quantité de matières solides, et il faut qu'il y en ait au moins 50 centigrammes par litre. Les substances qui s'y trouvent répandues sont extrêmement nombreuses, mais il en existe toujours un certain nombre qui s'y rencontrent en plus grande quantité, ce sont le bicarbonate et le sulfate de chaux, enfin le chlorure de sodium. On y trouve encore une proportion assez marquée de carbonate et de sulfate de magnésie.

Les eaux ont été divisées par le vulgaire d'une manière nette et parfaitement logique. Les bonnes eaux, il les désigne sous le nom d'eaux légères, ce sont celles qui sont bien aérées et qui contiennent une assez forte proportion de bicarbonate de soude; les autres sont connues sous le nom d'eaux lourdes ou crues;

dans ces dernières on trouve toujours une quantité assez considérable de sulfate de chaux; elles sont de plus généralement peu aérées.

Dans certains cas, outre les éléments ordinaires, on rencontre encore de la matière organique; lorsqu'elle y est en dissolution; elle n'est pas nuisible; quand, au contraire, elle est en suspension, elle détermine des accidents graves, tels que la diarrhée et la dyssenterie.

Pour reconnaître si une eau est bonne, on a les réactifs chimiques; la plupart du temps ils ne sont pas à notre disposition, mais il existe d'autres moyens bien simples et d'une grande exactitude, c'est d'ajouter à l'eau une petite quantité de savon. Si elle le dissout bien, si elle forme avec lui un liquide homogène, on est certain de sa qualité; si au contraire le savon fait grumeau, on peut la regarder comme malsaine. L'eau saine cuit aussi très-promptement les légumes; celle, au contraire, qui est trop chargée de principes calcaires les cuit difficilement; ils y deviennent durs et par conséquent d'une digestion difficile.

Parmi les mauvaises eaux, quelques-unes sont très-dangereuses et déterminent plusieurs maladies ; ce sont le goître, l'éléphantiasis et le bouton d'alep. Heureusement pour nous, les nôtres ne jouissent pas de la triste propriété de produire l'éléphantiasis et le bouton d'alep, mais elles sont cependant encore assez mauvaises pour donner naissance au goître que vous connaissez tous.

Dans les pays montagneux, cette maladie règne d'une manière endémique. L'eau que boivent les habitants de ces contrées est assez différente de la nôtre; provenant le plus souvent de torrents qui sont eux-mêmes le résultat de la fonte des neiges, elle contient peu de principes minéraux et entre autre d'iode dont le défaut, suivant la plupart des médecins, est la cause première de cette affection. Aussi, quand on veut guérir une personne du goître que lui donne-t-on? De l'iode, et le plus souvent la maladie disparaît; mais il faut bien le reconnaître, grâce, chez la femme, à la perte d'un de ses charmes. Aussi, quand le goître n'est pas bien gros, que la personne est bien faite, je conseille de ne pas faire usage de ces moyens. Pour la consoler, je dirai de plus que souvent ce remède ne réussit pas; pourquoi tenter une chose dont on n'est pas sûr? quand on doit en perdre une autre, que l'on possède; ce serait vraiment lâcher sa proie pour courir après son ombre.

Les boissons non fermentées artificielles sont, ainsi que nous l'avons déjà dit, le thé, le café et le chocolat; elles devraient être rejetées, s'il faut en excepter le chocolat, qui est assez nourrissant; on a cependant beaucoup vanté les deux premières, elles agissent d'une manière trop active sur un grand nombre de personnes pour qu'on puisse en conseiller l'usage; ce ne sont pas des boissons, ce sont des médicaments qui devraient n'être employés qu'ainsi, car ils déterminent des effets parfaitement connus; et longtemps répétés, ils fatiguent la constitution et finissent par amener son délabrement. Voyez l'habitant de la ville qui jouit de tous ces raffinements et celui de la campagne qui vit de ce qu'il cultive et élève lui-même; informez-vous de leur santé et vous verrez ce qu'ils vous répondront à cet égard.

§ II.

Des Boissons fermentées.

L'eau est la principale boisson de l'homme mais non pas la seule : il fait usage, outre celles que nous venons d'étudier, d'une grande quantité de liquides fermentés.

Les principaux sont le vin, dont on extrait l'alcool, la bière, le cidre et le genièvre. Il y en a encore bien d'autres, mais ils ne sont guère employées dans nos contrées, aussi m'y arrêterai-je peu.

Du vin. Le vin peut être fait avec du raisin noir et alors on l'appelle vin rouge, il peut être fait avec du raisin blanc et il constitue le vin blanc. Leur composition est toujours à peu près la même; la seule chose qui varie, c'est la quantité d'alcool; ainsi, notre vin de Bordeaux n'en contient que 10 pour 100, les vins de Bourgogne 12, enfin, dans les vins d'Espagne, on en rencontre jusqu'à 15 pour 100.

On y trouve encore de l'acide tartrique unie à la potasse; le dépôt jaunâtre que l'on rencontre toujours au fond des tonneaux et que l'on désigne sous le nom de tartre n'est autre chose que ce sel.

Il y a aussi du tannin, substance qui provient, ainsi que la matière colorante de l'enveloppe du raisin, quelques matières extractives, de l'eau. Les matières extractives ont été mesurées et évaluées à 2 pour 100; elles sont importantes, car elles nous expliquent comment on se nourrit en buvant du vin.

Il y a plusieurs manières de falsifier cette boisson : la première consiste à mélanger ensemble les vins rouges avec des vins blancs, ainsi la plupart de ceux que l'on boit sont faits de cette manière, ce qui explique comment les vins rouges sont la plupart du temps si peu chargés en couleur. Quelques marchands, pour obvier à cet inconvénient, y ajoutent du bois de campêche, le vin alors, de moins bon qu'il était, devient malsain; aussi, je crois que le consommateur doit toujours préférer le vin peu coloré. La deuxième falsification et la plus bénigne mais en même temps celle qui rapporte le plus, est celle dans laquelle on se borne à introduire dans le vin une quantité plus ou moins considérable d'eau. La troisième et la plus dangereuse consiste à y ajouter un sel de plomb, par exemple, du carbonate de plomb.

Lorsque le vin devient acide, certains marchands, pour faire disparaître ce goût, y ajoutent une assez grande quantité de ce sel qui détruit son acidité et permet par conséquent son débit sans difficulté.

Cependant le plomb est une substance qui agit très-promptement sur l'organisme, qui l'altère de la manière la plus grave et peut finir par déterminer la mort; donné même en petite quantité, il produit non-seulement les coliques de plomb, affection extrêmement grave, mais encore des paralysies qui persistent pendant très-longtemps et nous placent dans les conditions les plus pitoyables.

De l'alcool. C'est avec le vin que l'on fait ce liquide. Pour cela, il suffit de chauffer le vin dans un appareil destiné à cet usage; l'alcool se volatilise à 70°; l'eau à 100° seulement; en chauffant donc au-dessous de 100 degrés, on est sûr de ne faire passer à la distillation que de l'alcool.

Quand il ne contient pas d'eau, ou seulement une petite quantité, on lui conserve ce nom; quand au contraire, il en renferme une proportion assez considérable, on l'appelle eau-de-vie. Il y a plusieurs espèces d'eaux-de-vie suivant la proportion d'eau qui s'y trouve. On apprécie facilement cette quantité au moyen d'un appareil spécial désigné sous le nom d'aréomètre; il suffit pour s'en servir de le plonger dans l'alcool que l'on désire examiner, et suivant qu'il s'enfoncera plus ou moins, on pourra se rendre compte de l'eau qu'elle renferme.

Les fabricants d'eau-de-vie, pour lui donner une belle couleur, y ajoutent du caramel en quantité variable suivant le degré de coloration qu'ils veulent lui communiquer.

On ne fait pas seulement de l'alcool avec du vin, on en fait avec les céréales, avec les pommes de terre. Dans ces dernières années, où la récolte des vins a complètement manqué, on en a ainsi fabriqué de grandes quantités. Le gouvernement a cru devoir intervenir afin d'empêcher qu'une trop forte proportion de ces substances ne soient détournées de leur but utile. Du reste, cet alcool ne vaut jamais celui du vin; il conserve toujours un arrière goût empyreumatique, souvent extrêmement désagréable, qui ne permet de l'employer que dans les arts. Cependant beaucoup de marchands vous la vendent maintenant et vous la donnent comme étant de l'alcool de vin.

Après le vin vient le cidre, qui est préparé à peu près de la même manière. Cette boisson est assez agréable, mais elle ne renferme que de 8 à 9 pour 100 d'alcool, aussi ne l'en extrait-on que rarement. Elle constitue la boisson des habitants de la Bretagne et de la Normandie qui ne possèdent pas de vignes.

De la bière. La bière est aussi une bonne boisson, elle contient de l'alcool comme le vin mais en très-petite quantité, 4 pour 100 environ. Les matières extractives, c'est-à-dire les matières nutritives, sont en plus forte proportion que dans le vin. Ainsi, une bonne bière contient 4 pour 100 de matières extractives, tandis que le vin n'en contient jamais plus de deux.

Pour faire de la bière, on commence par faire germer de l'orge, cette germination détermine la production d'un ferment appelé diastase par les chimistes et qui a la propriété de transformer l'amidon contenu dans l'orge en sucre; on arrête alors cette germination en le plaçant sur une plaque de tôle chauffée. On le fait bouillir ensuite avec de l'eau, du houblon et de la levure de bière; on filtre, et la bière peut être livrée quelques jours après au consommateur.

Afin d'employer moins d'orge, on y ajoute une certaine quantité de glucose ou de sucre de dextrine. Le gouvernement tolère cette falsification, cependant elle semble nuisible à la bière à laquelle elle enlève une partie de ses propriétés nutritives.

Avec le genièvre on fait aussi une boisson fermentée; elle se prépare à peu près de la même manière que la bière, elle est agréable et enivre assez facilement.

On peut encore en faire une foule d'autres avec des fruits et du sucre, mais toutes ces dernières sont peu recherchées, peu estimées, quelquefois nuisibles, et ce n'est que quand on ne peut pas faire usage des premières qu'on doit s'en servir.

§ III.

Des inconvénients des Liqueurs fermentées.

L'abus des liqueurs fermentées donne naissance à de graves accidents; prises en trop grande abondance, elles déterminent d'abord de l'anorexie, des vomissements, puis enfin l'ivresse; prises pendant longtemps avec excès, elles produisent le delirium tremens et plusieurs affections cérébrales. Quand les ivrognes ne sont pas atteints du delirium tremens, ils sont presque toujours frappés d'un tremblement général d'abord peu appréciable mais qui ne tarde pas à augmenter avec les années; leurs facultés intellectuelles s'altèrent elles-mêmes plus ou moins profondément; tout annonce enfin chez eux une décrépitude précoce.

Cependant malgré ces terribles conséquences, le nombre des ivrognes est toujours très-grand surtout dans certaines contrées, en Angleterre, par exemple, ou dans le nord de l'Allemagne. Dans les pays méridionaux, l'usage des boissons fermentées est beaucoup plus rare; leur abus dans les pays froids tient sans doute à la grande quantité de chaleur que les individus de ces contrées ont besoin de dépenser pour maintenir toujours leur corps à la même température. Tout le monde sait ce que l'on dit d'un bon vin, qu'il réchauffe, cela est parfaitement vrai; il ne réchauffe pas par lui-même, mais en passant immédiatement, après avoir été bu, dans le torrent de la circulation, il se décompose en principes qui peuvent être brûlés et qui par conséquent doivent produire de la chaleur.

CHAPITRE IV.

DES CONDIMENTS.

§ I.

On désigne sous le nom de condiments toute substance qui, introduite dans l'estomac, peut faciliter la digestion.

Une remarque générale à faire est celle-ci : c'est que

ces substances sont surtout employées dans les pays chauds là où toutes les sécrétions ont considérablement diminuées de quantité; dans les pays froids, où elles sont beaucoup plus abondantes, les épices sont peu employées, et ceux qui par malheur s'en servent en trop grande abondance s'en trouvent mal. D'après ces faits, il faut conclure que ces corps facilitent la sécrétion des liquides nécessaires à la digestion.

Les principaux condiments sont le piment, la cannelle, le gingembre, le poivre, le clou de girofle, le safran, la muscade et le macis; ces épices contiennent toutes une huile volatile, ordinairement très-acre et rubéfiante. Il en existe encore bien d'autres mais elles sont généralement peu employées dans nos pays; on ne fait même usage de celles que nous venons d'énumérer qu'en très-petite quantité; ainsi employées elles ne nous sont pas nuisibles, mais dans le cas contraire il en est tout autrement, elles irritent alors la muqueuse stomacale et finissent par produire des gastrites plus ou moins graves.

Il existe encore d'autres épices d'une puissance beaucoup moins grande, mais elles sont propres à notre pays, ce sont l'ail, les cafres et un grand nombre de plantes telles que le persil, le cerfeuil, l'estragon, le cresson alenois, la roquette, le cresson de fontaine, la sarriette, le baume, le thym, le laurier, l'ail, les échalottes, les ciboules, les oignons, la moutarde, le raifort, les radis; les truffes et les champignons sont regardés comme des aliments et aussi comme des condiments, ils sont extrêmement agréables mais peu digestifs, de sorte que l'on ne devrait pas véritablement les placer au nombre des condiments.

C'est avec toutes ces substances que l'on prépare nos aliments; l'art de les assaisonner constitue la cuisine, mais l'assaisonnement, il ne faut pas s'illusionner, n'est pas toujours destiné à faciliter la digestion, souvent aussi il a pour seul but de les rendre plus agréables ; la gourmandise alors s'en mêle et finit par déterminer des accidents qui n'apparaissent pas tout de suite mais qui, à la longue, portent des atteintes graves à la santé.

§ II.

Il me reste encore à examiner le vinaigre, l'huile et le sel qui sont peut-être les condiments les plus importants; j'ai déjà dit ce qu'il faut penser de l'huile, je n'y reviendrai pas. Le vinaigre, je n'en dirai qu'un mot : c'est qu'il faut en employer le moins possible et très-rarement.

Il ne me reste donc qu'à parler du sel; cette substance a été regardée comme un aliment, mais elle a été aussi considérée par un grand nombre de médecins comme un condiment. On lui a fait même jouer un rôle très-important dans la digestion. Suivant un grand nombre de chimistes, il se transformerait dans l'estomac en acide chlorhydrique qui aurait la propriété de digérer les substances alimentaires; de sorte que pour eux le principe actif du suc gastrique serait cet acide ; cette manière de voir est généralement abandonnée. Il existe bien un acide dans l'estomac, mais cet acide est de l'acide lactique qui n'a même pas la propriété de transformer les aliments en chyle ; cette faculté est seule réservée au ferment contenu dans le suc gastrique, il est destiné simplement à les gonfler et à les rendre perméables à l'action de ce suc.

CHAPITRE V.

DU RÉGIME.

§ I.

Des inconvénients d'une alimentation trop abondante.

Si une alimentation trop succulente et trop abondante retombait encore sur des individus se livrant à de rudes travaux, il ne pourrait pas en résulter de graves accidents, mais malheureusement c'est tout l'opposé qui se produit. Aussi on sait combien sont fréquentes chez les riches les maladies d'estomac, les affections goutteuses, la pierre, combien, au contraire, elles sont rares chez les personnes peu fortunées.

Une autre chose très-digne de remarque, c'est que chez les riches, une vieillesse avancée s'observe rarement; chez les personnes pauvres, au contraire, mais qui cependant ont eu une nourriture assez régulière, tout le monde sait combien sont nombreux ceux qui arrivent à un âge avancé, mais lors même qu'ils n'atteignent pas cet âge, ils jouissent presque toujours d'une santé très-robuste, ce qui vaut mieux encore.

Ainsi donc, une nourriture trop abondante est nuisible, parce que généralement elle tombe à des hommes qui ne doivent pas en faire usage, elle commence par donner naissance : 1°. à la perte de l'appétit; 2°. à l'obésité ; 3°. au calcul et 4°. à la goutte; elle rend aussi ceux qui en abusent, mous, incapables de la moindre action énergique et obscurcit leurs facultés intellectuelles. Toutes ces raisons devraient être capables d'empêcher certaines personnes de trop manger, mais il n'en est rien et ce n'est que lorsqu'elles sont tourmentées par la goutte, la gravelle ou d'autres affections plus graves encore qu'elles commencent à s'en repentir.

Les autres maladies auxquelles prédispose une trop bonne nourriture sont les hémorrhagies cérébrales; ces dernières surviennent en effet le plus souvent à la suite d'excès de table ou de boisson, elles se terminent quelquefois par la mort, toujours par une paralysie qui ne quitte le plus souvent le malade qu'avec la vie.

§ II.

Des inconvénients d'une alimentation insuffisante.

Si une nourriture trop abondante a de graves inconvénients, une nourriture par trop insuffisante n'est pas moins nuisible. Cependant, quel que soit son peu d'abondance, elle est toujours ou presque toujours suffisante à l'entretien de la vie.

Il y a beaucoup d'individus qui n'ont jamais eu que leur stricte nécessaire, quelquefois moins et qui cependant ne s'en sont pas plus mal portés pour cela. La chose capitale est de ne pas trop user ses forces. Il est vraiment curieux de voir comment alors la quantité d'aliments nécessaires à l'entretien de la vie devient peu considérable, et pour s'en convaincre il suffit d'examiner ce qui se passe chez ces femmes et ces hommes qui semblent n'être sur la terre que pour n'y rien faire et être comblés de biens que, du reste, dans leur état, ils ne sont pas à même d'apprécier.

Ce que l'on observe chez eux doit nous servir de leçons et nous engager à varier notre alimentation suivant les conditions dans lesquelles nous nous trouvons placés. Pour l'homme actif, que la nourriture soit abondante et succulente; chez l'homme sédentaire, qu'elle soit au contraire peu abondante, peu animalisée, ou bien s'il veut se nourrir comme le premier, qu'en dehors de ses occupations il se donne du mouvement de manière à permettre aux aliments absorbés d'être dépensés.

Tant que vous serez dans la force de l'âge, quelle que soit votre conduite, vous n'éprouverez pas grand phénomène ; le plus souvent vous croirez que les médecins se trompent; mais attendez un peu; laissez arriver la quarantaine, et votre estomac vous dira si les médecins sont dans l'erreur. Du reste, sans aller si loin, voyons dans quel état on se trouve lorsque l'on a trop ou pas assez dîné.

D'abord, quand vous avez trop dîné, vous êtes lourd, vos sens sont comme endormis, l'intelligence est affaiblie; si même vous avez été trop loin, vous avez envie de vomir, la bouche devient mauvaise, il survient de la céphalalgie et souvent aussi de la fièvre; vous avez enfin une indigestion.

Les personnes qui se nourrissent trop bien n'ont pas tous les jours des indigestions, mais elles ne présentent pas moins un état de plénitude, de malaise qui ne se passe qu'une heure ou deux après chaque repas et lorsqu'elles se sont donné du mouvement.

Si encore, dans cet état, on pouvait apprécier les douceurs de la bonne chère, on s'expliquerait en partie la conduite des gourmands; mais, malheureusement pour eux, il n'en est pas ainsi; dès qu'on est rassasié, tous les aliments perdent leur goût, leur fumet. Mangez à la fin d'un repas un mets quelconque, mangez-le à jeûn et vous verrez l'énorme différence qui existe entre les deux sensations. Ainsi, ceux qui cherchent avec le plus de soin la satisfaction de leur goût, doivent devenir les plus sobres.

Quand, au contraire, l'alimentation est insuffisante, les forces ne tardent pas à diminuer et l'homme se trouve dans l'impossibilité de se livrer à des travaux pénibles. L'intelligence n'en subit au contraire aucun mal et semble devenir plus vive et plus active. Si l'alimentation reste pendant longtemps insuffisante, la santé s'altère, la personne finit par maigrir, tomber dans un état voisin du marasme et quelquefois même par mourir. Mais dans les pays civilisés, ce dernier cas s'observe heureusement assez rarement quelle que soit la condition dans laquelle l'homme se trouve placé.

§ III.

De l'Appétit.

On peut se demander comment l'on favorise la digestion et comment par conséquent se produit l'appétit. Il y a un moyen bien simple, il se réduit à détruire les aliments absorbés, et pour les détruire, il suffit de faire de l'exercice; demandez au laboureur ou à l'ouvrier s'il a faim quand il revient de son travail, et vous verrez ce qu'il dira. Il y a peu de personnes qui désirent perdre l'appétit, mais si par hasard il en existait quelques-unes, elles n'auraient qu'à faire diamètralement l'opposé, et je leur garantis le succès.

Il y a cependant quelques autres moyens capables de l'augmenter ou de le diminuer: ainsi, l'absinthe, certains poissons salés paraissent le favoriser; l'emploi d'autres substances, par exemple, de la terre, semblent au contraire l'anéantir; c'est au moyen de matières de cette nature que les naufragés ont pu calmer pendant un temps plus ou moins long la faim qui les dévorait.

SECTION III.

APPLICATA.

CHAPITRE Ier.

DES VÊTEMENTS.

§ I.

Nature des Vêtements.

Les substances qu'emploie l'homme pour se mettre à l'abri des agents extérieurs, sont nombreuses et de natures diverses, presque toutes sont tirées du règne végétal ou animal ; une seule provient du règne minéral et encore est-elle d'un emploi extrêmement restreint.

Les substances qui servent à faire nos vêtements et qui proviennent du règne végétal sont le chanvre, le lin, le coton et la paille. Cette dernière est même d'un usage exceptionnel et ne sert guère qu'à faire des coiffures de tête.

Celles qui proviennent du règne animal sont la laine, la soie, les fourrures et le cuir. Ces différents corps sont plus ou moins bons conducteurs de la chaleur, ceux qui la conduisent le moins sont les meilleurs. Il est bon de vous expliquer pourquoi il en est ainsi : la température humaine, comme nous l'avons déjà vu, doit être constante, et pour l'être, il faut autant que possible qu'elle ne soit pas soumise aux agents extérieurs. On ne peut arriver à ce résultat qu'en plaçant entre l'extérieur et le corps humain, un corps capable de l'isoler pour ainsi dire ; une substance qui laissera passer complètement la chaleur sera donc tout-à-fait inutile, si elle l'intercepte, elle deviendra indispensable. Les corps qui la laissent passer sont donc de bons conducteurs. Par contre, ceux qui se trouvent dans des conditions opposées sont de mauvais conducteurs. De tout ceci, il doit donc résulter que les corps conduisant mal la chaleur sont ceux que l'on doit rechercher le plus pour la confection de nos vêtements.

On a étudié la conductibilité des substances précédemment mentionnées, et d'après cette propriété, on est arrivé à les classer dans l'ordre suivant: le lin, le coton, la soie et la laine.

Le lin est, on le voit, peu favorable au maintien de la chaleur, puisque c'est lui qui la conduit le mieux, aussi en fait-on peu d'usage pour les vêtements de dessus, on l'emploie plutôt comme linge de corps, afin d'en maintenir la propreté. La laine, au contraire, est la substance la plus réfractaire à l'action de la chaleur, celle qui la transmet le plus difficilement, c'est avec elle que sont fabriqués tous nos vêtements d'hiver et ceux-mêmes qui doivent nous préserver de la chaleur. Les burnous et la plus grande partie des vêtements des peuples du midi sont faits en laine.

D'après Rumfort, célèbre naturaliste dont je vous ai déjà parlé, la texture des vêtements est aussi de la plus grande importance; plus son tissu est lâche et plus il sera favorable au maintien de la température, en permettant à une certaine quantité d'air mauvais conducteur de la chaleur de se placer dans l'intérieur des mailles. Du reste, on le savait avant Rumfort, depuis bien longtemps, on se sert, pour se couvrir en hiver, de draps épais et à mailles peu serrées. Les draps fins, au contraire, ne sont conservés que pendant l'été, ou si l'on s'en sert pendant l'hiver, c'est par-dessus d'autres faits en laines grossières.

La couleur des vêtements n'est pas sans importance sur leur conductibilité, et une expérience très-simple va vous le démontrer. On place sur la neige plusieurs morceaux d'étoffe de même grandeur et présentant une coloration différente; on les abandonne pendant quelque temps à l'action des rayons solaires, et l'on ne tarde pas à faire les remarques suivantes : les pièces d'étoffes colorées en brun ont fondu les premières la neige qui se trouve au-dessous et y forment une espèce de trou qui est d'autant plus appréciable que la teinte y est plus foncée. Les autres morceaux de drap de couleur blanche ne l'ont pas fondue ou du moins en quantité tellement minime que c'est à peine appréciable ; en faisant l'expérience avec un thermomètre, on est encore arrivé au même résultat. Les couleurs claires et le blanc en particulier conduisent donc moins bien la chaleur que les couleurs foncées. Ceci démontre de la manière la plus évidente que l'on doit avoir, en été comme en hiver, des vêtements peu foncés en couleur ; en hiver, ils empêchent la température du corps de diminuer ; en été, ils interceptent l'arrivée de la chaleur jusqu'à nous ; aussi les enfants voués au blanc se trouvent-ils dans les meilleures conditions hygiéniques, sous le rapport de la température, ce qui est pour eux de la plus haute importance.

De tout ce qui précède, il est facile aussi de se convaincre que sous tous les rapports les vêtements de laine sont les plus sains, ceux qui nous mettent le moins à même de subir les actions des agents extérieurs. Ce sont aussi ceux qui sont le plus généralement employés chez l'homme. La femme, au contraire, en fait un usage beaucoup moins fréquent ; le lin, la soie, le coton semblent même être les substances dont elle se sert de préférence ; toutes ces matières cependant ne doivent faire que de mauvais vêtements, car elles laissent la plupart passer facilement la chaleur. De là peut-être cet état de souffrance, de malaise presque continuel que l'on retrouve si souvent chez la femme et qui, au contraire, existe beaucoup plus rarement chez l'homme, cette facilité à devenir malade qui lui rend la vie si pénible; du reste chez elle, tout concourt à cela, la forme du costume, les usages, la coquetterie elle-même, ainsi que nous allons le voir bientôt.

§ II.

Des changements que font subir aux vêtements l'âge, le sexe et les conditions de santé.

Il est très-important de savoir que les enfants se réfroidissent avec la plus grande facilité, que leur température est très-basse, car ils produisent peu de chaleur. Il faut donc bien les couvrir et ne jamais craindre de trop le faire. L'une des causes les plus fréquentes de mort pour les enfants, c'est le froid. A cette occasion, on a fait un relevé portant sur de jeunes enfants morts pendant les saisons d'hiver et d'été, et on a trouvé que la proportion des décès chez eux était beaucoup plus considérable en hiver qu'en été ; les mères doivent donc bien se rappeler cela et craindre toujours que leurs nourrissons aient froid.

Pour l'éviter, les enfants nouveau-nés sont placés dans un certain nombre d'enveloppes de toile et de laine auxquelles on a donné le nom de maillot. C'est sans contredit le meilleur des vêtements, mais on ne doit pas trop serrer les différentes pièces de manière à neutraliser les mouvements des membres inférieurs, ce que l'on avait la mauvaise habitude de faire autrefois.

Rousseau, dans son livre *sur l'éducation d'Émile*, que l'on a trop lu, a insisté sur ce point et là avec quelque raison, il en a fait sentir tous les dangers, et on a fini par le comprendre.

Sous le rapport de la chaleur, les vieillards se trouvent à peu près dans les mêmes conditions que les jeunes enfants, ils en produisent difficilement et toujours en petite quantité, ils se refroidissent donc facilement; pour l'éviter, on doit les couvrir et les couvrir beaucoup ; du reste, ils aiment la chaleur, et tout le monde sait avec quel bonheur, au moment du printemps, lorsque la température est encore peu élevée, ils recherchent l'action bienfaitrice des rayons solaires. Ils semblent vivre d'une vie nouvelle et demander à Dieu de les laisser jouir pendant quelques années encore de cette chaleur bienfaisante.

L'adulte lui-même, qui supporte beaucoup plus facilement les variations de température, doit avoir un costume différent suivant la profession qu'il exerce. Ainsi, l'homme de cabinet ne peut pas être vêtu comme celui qui exerce une profession manuelle. La blouse suffit à l'ouvrier et souvent même ne lui est pas nécessaire ; la robe de chambre de laine est indispensable à l'écrivain ; mais l'exemple est encore bien plus saisissant pour le jeune pensionnaire: pendant la classe, en hiver, quand il est sérieusement occupé à ses devoirs, il grelotte, mais dès que l'heure de la récréation est venue, dès qu'il a pris ses ébats, il ne pense plus au froid, il l'oublie et, ne vous y trompez pas, c'est parce que réellement il n'a pas froid ; souvent même il ôte ses vêtements, ce qui n'est jamais prudent, car pendant le peu de temps qu'il se repose, il peut être saisi par le froid et être pris d'une grave maladie.

Les conditions, dans ces deux cas ci-dessus, ne sont nullement les mêmes; dans le premier, il y a peu de chaleur ou de calorique, dans le second, il y a production d'une plus grande quantité, ce qui compense les pertes qui se font à l'extérieur.

Sous le rapport du sexe, il y a les remarques suivantes à faire : Les femmes doivent toujours être plus chaudement vêtues que les hommes, les agents extérieurs agissant avec beaucoup plus d'intensité sur elles que sur nous; car non-seulement elles sont beaucoup moins fortes et dans l'impossibilité de produire la même quantité de chaleur, mais encore elles sont plus impressionnables; malgré cela, elles sont moins couvertes que les hommes pendant l'hiver, et dans certaines circonstances elles ne craignent même pas de se découvrir en partie et de s'exposer ainsi à des températures très-variables, ce qui les expose à une foule d'affections qui ont pour siége le plus souvent les organes de la respiration.

La femme n'a pas seulement besoin d'être plus vêtue que l'homme pendant la jeunesse ou l'âge adulte, mais aussi pendant son enfance et sa vieillesse. Les petits garçons résistent toujours beaucoup mieux au froid que les petites filles; celles-ci sont plus souvent malades, et dans les hôpitaux on n'a jamais assez de place pour les recevoir, tandis qu'il y en a toujours de trop pour les jeunes garçons. On voit par là combien leur constitution est frêle et incapable de la moindre résistance aux agents extérieurs.

J'ai dit que chez la femme âgée, il fallait encore prendre des précautions. Cependant il est digne de remarque que lorsque la femme a passé l'âge critique elle acquiert une vigueur nouvelle, elle change presque complètement de constitution; sa santé devient bonne et elle parvient généralement à un âge plus avancé que l'homme.

Dans la convalescence, on doit aussi prendre les plus grandes précautions pour que le malade ne se refroidisse pas, car ce dernier se trouve placé dans les meilleures conditions pour le devenir. Les pertes continuelles qu'il a faites pendant sa maladie l'empêchent de fournir les matériaux nécessaires à sa combustion et par conséquent de produire beaucoup de chaleur. Si donc il s'expose à une température un peu basse, il se refroidit, et ce refroidissement, comme on le comprend bien, peut être la source d'une foule d'accidents.

§ III.

De la forme des Vêtements.

Chez toutes les nations, le costume de l'homme et de la femme a toujours été différent. Cependant il faut convenir que dans les contrées qui ont servi primitivement de berceau au monde, la différence est peu sensible. Si vous comparez en effet chez ces nations les diverses pièces qui composent leur habillement, vous n'y rencontrerez pas grand changement. Chez les femmes de ces contrées on ne trouve pas de jupons, elles portent toutes un pantalon, ce que l'on n'observe jamais chez celles des autres parties du monde et principalement dans nos contrées.

Ce qu'il y a de bizarre, c'est que là on fait usage d'un vêtement qui est complètement inutile à cause de la douceur du climat, tandis que dans la plupart des autres pays il serait de la plus grande utilité contre les intempéries atmosphériques. Du reste, nos Européennes ont déjà compris l'importance de cet usage et elles ont remplacé le pantalon par le caleçon, qui tend de plus en plus à se généraliser.

Pour les femmes laborieuses, qui sont continuellement agissantes, il n'est pas tout-à-fait indispensable, mais pour celles dont la vie nonchalante et paresseuse ressemble beaucoup à celle de la femme turque, c'est de la première nécessité, car les agents extérieurs ont prise très-facilement sur leur corps à moitié engourdi. Je ne saurai donc trop leur conseiller l'usage des pantalons ou caleçons; elles devraient aussi laisser un peu de côté leur coquetterie, et pendant les soirées d'hiver se couvrir davantage les épaules, elles y gagneraient certainement, car enfin cette précaution empêcherait une foule de maux qui ne peuvent avoir une heureuse influence sur leur beauté; ainsi, dans l'intérêt même de leur coquetterie, elles doivent mettre en pratique tout ce qui vient d'être dit. Mais revenons aux vêtements.

Ils sont, comme nous l'avons déjà dit, différents chez l'homme et chez la femme; ils diffèrent aussi suivant les climats.

Du costume de l'homme. Chez l'homme, la tête, quand la température n'est pas extrêmement élevée, peut rester toujours nue; la coiffure la plus hygiénique est de n'en point avoir, mais quand le froid est vif ou la chaleur intense, il est bon de se couvrir, et l'usage du turban dans les pays chauds n'est pas une mode mais bien une nécessité; dans les contrées d'Amérique et des îles, cette coiffure est remplacée par le chapeau de paille qui, lui aussi, offre un rempart assez solide aux rayons solaires, tout en permettant l'arrivée de l'air.

Dans nos contrées, où cependant cela est loin d'être indispensable, les hommes ont pris l'habitude de se coiffer avec des espèces de tuyaux de poêle qui ne vous garantissent de rien et qui, à cause de leur texture, empêchent même complètement l'arrivée de l'air ; de sorte que l'on est parvenu à réunir ainsi toutes les conditions désirables pour en faire un des plus mauvais couvre-chefs. Les casquettes sont de beaucoup préférables, et l'on ne saurait trop en conseiller l'usage surtout pendant l'été.

Il existe encore d'autres coiffures d'hommes, ce sont celles portées par nos soldats, qui sont le schako et le casque. Le schako est une coiffure bien incommode, bien lourde, mais ce n'est rien en comparaison du casque. Si encore cette dernière était de quelque utilité, on comprendrait comment on la conserve, mais véritablement où en est arrivé l'art de la guerre, on ne s'explique pas pourquoi on s'en sert; non, je me trompe, on s'en rend parfaitement compte : l'homme n'est-il pas un grand enfant, et ne faut-il pas lui laisser quelques hochets pour l'amuser ? La santé vaut-elle la satisfaction de son amour-propre ? Certainement non, aussi laissons le casque et n'en parlons plus.

Les jeunes enfants qui, mal affermis encore sur leurs jambes, tombent avec la plus grande facilité, doivent avoir la tête couverte ; cependant l'arrivée de l'air jusqu'à elle ne doit pas être interceptée; on a donc imaginé des couvre-chefs qui remplissent avec assez de bonheur ces conditions et que l'on désigne sous le nom de bourrelets. Ils ne doivent jamais trop serrer la tête car il pourrait en résulter des inconvénients.

Chez les enfants un peu plus âgés, on fait tout simplement usage d'une espèce de serre-tête qui ne jouit d'aucune propriété utile et qui, le plus souvent extrêmement nuisible, est la cause d'accidents graves sur lesquels plusieurs médecins ont appelé l'attention et à juste raison.

Après la tête vient le cou.

Les femmes, dans tous les pays du monde, l'ont ordinairement nu. Chez l'homme, au contraire, et dans nos contrées, il est le plus souvent entouré d'une pièce d'étoffe à laquelle ils ont donné le nom de cravate. Il n'y a que dans les pays très-chauds que cet usage n'existe pas, et cela avec raison, la cravate présente de graves inconvénients: lorsqu'elle est trop serrée, elle détermine des céphalalgies intenses, de la congestion. Les accidents peuvent quelquefois même prendre une intensité beaucoup plus grande et donner lieu à des coups de sang. Aussi, je ne saurai trop le répéter, il ne faut pas serrer les cravates, il faut les laisser au contraire très-lâches.

Le tronc est recouvert de la chemise, ce vêtement est surtout destiné à maintenir la propreté du corps. Depuis que son usage s'est généralisé, l'emploi des bains est devenu beaucoup moins fréquent. Autrefois on se baignait tous les jours, maintenant les baigneurs les plus enragés ne le font que deux ou trois fois par semaine et seulement pendant l'été; en hiver on ne prend guère de bains que tous les huit jours.

Pour que la chemise remplisse bien les usages auxquels elle est destinée, il faut qu'elle soit changée souvent, autrement elle s'imprègne de sueur et d'autres produits qui peuvent rendre son séjour sur la peau plus ou moins dangereux.

Les chemises peuvent être faites en toile ou en coton. Celles en coton semblent préférables à celles en toile, car lorsqu'elles sont chargées de sueur, l'impression qu'elles font éprouver à la peau est beaucoup moins froide et par conséquent bien moins dangereuse. Les personnes qui portent des chemises de toile peuvent du reste remédier à cet inconvénient en portant de la flanelle qui jouit des mêmes propriétés que le coton, et à un degré beaucoup plus élevé encore.

Les extrémités inférieures ou jambes sont aussi renfermées dans des espèces de sacs auxquels on a donné le nom de bas. Ce vêtement n'est pas indispensable et est destiné principalement au maintien de la propreté. Il a aussi la propriété de se charger de tous les produits de sécrétions provenant des pieds et d'empêcher par conséquent leur refroidissement, ce qui a bien son importance. Beaucoup de peuples cependant n'en portent pas, et chez un grand nombre d'ouvriers de nos contrées l'usage même en est inconnu.

Les bas sont ordinairement maintenus par des courroies appelées jarretières qui, le plus souvent, compriment trop fortement les parties et amènent la stase du sang dans les veines et à la longue les varices. Dans ces derniers temps, elles ont été perfectionnées, et on les fait maintenant en caoutchouc, substance qui jouit d'une élasticité telle que la compression est impossible.

Toutes les parties que nous venons d'étudier constituent les vêtements de dessous et sont à peu près tous faits de la même manière chez tous les peuples qui s'habillent; mais ceux que nous allons maintenant examiner subissent de nombreuses modifications surtout sous le rapport de la forme, car, en résumé, ils se composent presque toujours des mêmes parties. Chez presque toutes les nations, vous trouverez ce que nous avons appelé le pantalon, mais avec des formes très-variables. Vous retrouverez aussi le gilet, qui reste toujours à peu près le même. Enfin, le vêtement de dessus se rencontre chez tous les peuples civilisés, mais avec des formes extrêmement différentes suivant les climats habités par ces derniers.

Chez les peuples du nord, l'homme s'y enveloppera de la tête aux pieds. Le costume deviendra très-court et ressemblera beaucoup à nos gilets chez ceux du Midi. Ajoutez à cela différentes pièces de laine de grandeur généralement assez considérable que beaucoup de peuples jettent sur les épaules pour se préserver des intempéries de l'air, et nous aurons à peu près passé en revue toutes les parties essentielles de l'habillement de l'homme dans les différents lieux de la terre, nous en exceptons toutefois la chaussure. Chez les habitants des pays méridionaux, cette espèce de vêtement est un objet de luxe. La plupart du temps ils marchent nu-pieds. Dans les pays froids, la température prescrit d'une manière absolue leur emploi. Ces chaussures ne doivent jamais être très-étroites, car elles font alors souffrir horriblement, gênent la démarche, déforment bientôt ce que l'on veut rendre élégant, de sorte qu'elles nuisent à la beauté du pied plutôt que de lui être avantageuses. Elles doivent aussi varier suivant les saisons ; pendant l'hiver, il faut se couvrir le pied et le tenir renfermé dans des chaussures bien chaudes; pendant l'été, les plus légères sont préférables.

Costume de la femme. Le costume des femmes varie suivant les climats et est soumis à une foule de bizarreries vraiment inexplicables. Chez un certain nombre de peuples, son habillement se rapproche beaucoup de celui de l'homme et se compose à peu près des mêmes parties. Chez la plupart des autres nations, et en Europe principalement, il consiste en un vêtement qui n'enveloppe d'une manière exacte que la partie supérieure du corps, et auquel on a donné le nom de robe. J'ai déjà laissé entrevoir les légers inconvénients de ce costume, je n'y reviendrai pas ici. Il n'en est pas de même du corset, qui sert pour ainsi dire de charpente à la robe à la place du corps.

On a beaucoup écrit déjà sur les corsets. Les uns ont soutenu qu'ils étaient très-avantageux, les autres ont dit tout le contraire, et même maintenant les avis sont encore partagés. Cependant, en examinant sur un cadavre les modifications apportées sur l'organisme par le corset, tout le monde devrait reconnaître les inconvénients de ce vêtement, à moins de soutenir que la diminution d'un organe, la compression ou le déplacement d'un autre, ne nuisent en rien à la santé.

Oui, sans contredit, son usage est pernicieux surtout chez les jeunes personnes; et que les mères se rappellent bien ce que je vais leur dire : quand elles voudront conserver la santé à leurs enfants en même temps que leur beauté, qu'elles ne leur mettent jamais de corset avant qu'elles soient complétement développées; en agissant ainsi, elles n'entraveront pas le développement des organes les plus indispensables à la vie, et permettront à leurs enfants de jouir, pour le reste de leurs jours, des avantages réservés à des organes normaux. Il faut bien le reconnaître ici, la vie des femmes est une longue suite de souffrances qui commencent pour ainsi dire avec elles et qui finissent à la mort; mais ne doit-on pas en chercher la principale cause dans les conditions toutes spéciales où elles se placent? Elles sont les plus faibles et elles s'ingénient de mille manières à torturer ce qui est déjà si peu capable de résistance.

Il faut donc bannir le corset chez la jeune fille. Sa taille alors, souple, élégante, n'est-elle pas bien préférable à tous les corsets du monde? Quand au contraire la femme est formée, qu'elle a eu plusieurs enfants, que les glandes mammaires ont acquis un certain volume, le corset ne peut plus être nuisible, et sous certains rapports il offre même quelques avantages en lui servant de soutien.

Les coiffures de la femme varient tant, que l'on ne doit même pas essayer de les énumérer; cependant dans son intérieur, il faut convenir que le plus souvent elle les néglige, ce qui, loin de lui être désavantageux, lui est utile; c'est une des raisons pour lesquelles ses cheveux sont souvent beaucoup plus beaux que ceux de l'homme, et qu'elle les conserve plus longtemps.

Quant à la chaussure, elle est aussi extrêmement variable, mais toutes tendent à diminuer autant que possible la grandeur du pied. Les Chinoises poussent même cette manie si loin, qu'elles les renferment dans des espèces d'étaux qui finissent par déterminer l'atrophie complète du pied. A peine peuvent-elles alors se tenir sur leurs jambes; mais en revanche, elles ont un petit pied.

§ IV.

Du Lit.

Après les fatigues de la journée, l'homme a besoin de repos; il le prend dans un meuble auquel on a donné le nom de lit. Considéré chez les différentes nations du globe, il présente de nombreuses différences: chez certains peuples il se compose d'une simple natte sur laquelle on s'étend tout habillé; dans d'autres pays, il est formé d'une espèce de divan ou lit de repos de nos contrées sur lequel on se couche encore tout habillé; ce n'est guère que dans les contrées froides et tempérées qu'on le trouve composé comme le nôtre.

Les parties constituantes de cette dernière variété de lit sont la paillasse, les matelas, les draps et les couvertures. La paillasse, le plus souvent, est remplie avec de la paille, quelquefois cependant on y met du maïs; dans ces derniers temps, enfin, elles ont été remplacées par des espèces de matelas faits avec des élastiques métalliques auxquels on a donné le nom de sommiers. Les matelas sont en laine ou en crin; les meilleurs sont ceux qui sont formés de ces deux substances. Il y en a aussi quelques-uns qui ne sont uniquement composés que de duvet, on les appelle lit de plumes; ils sont beaucoup plus chauds que les matelas ordinaires et ne conviennent qu'aux vieillards et aux femmes.

Les draps sont destinés à envelopper l'homme de toutes parts et à empêcher par conséquent que son corps ne se souille des saletés qui peuvent imprégner les autres parties constituantes du lit. L'homme, en effet, dans nos climats, lorsqu'il se couche, quitte complètement ses vêtements et ne conserve que sa chemise.

Les couvertures sont en laine ou en coton. Elles sont destinées à nous préserver du froid. En été, une couverture de coton suffit; pour l'hiver, on doit se couvrir avec une couverture de coton et deux de laine. On y ajoute quelquefois un édredon qui conserve très-bien la chaleur; l'homme adulte et bien portant ne doit généralement pas en faire usage; les femmes, au contraire, les vieillards, les personnes faibles, peuvent s'en servir avec avantage.

Le sommeil qu'on y prend ne doit guère se prolonger au delà de sept heures surtout pour les adolescents. Chez les personnes faibles, au contraire, il peut être un peu plus prolongé; pour elles aussi il n'y a pas d'inconvénients à ce que le lit soit doux; pour les hommes jeunes et vigoureux, il est préférable qu'il soit un peu dur.

CHAPITRE II.

DES COSMÉTIQUES.

§ I.

Des principaux Cosmétiques tirés du règne végétal.

Les cosmétiques sont des substances destinées au maintien de la propreté du corps ainsi qu'à son ornement. La coquetterie en a imaginé un grand nombre, mais la plupart d'entre eux, au lieu d'être utiles, ne sont que nuisibles, et l'hygiéniste ne saurait trop en défendre l'usage.

Les cosmétiques peuvent être tirés à la fois du règne organique et du règne inorganique. Les plus nombreux et les plus importants proviennent du règne organique.

Parmi ces derniers, je citerai d'abord l'acide acétique. Cet acide est extrêmement employé et a été modifié de mille manières par les parfumeurs ; généralement, dans le monde, il est connu sous le nom de vinaigre de toilette ; il semble exciter un peu la peau, la raffermir et la rajeunir ; par conséquent il est facile de comprendre, d'après ces usages, pourquoi il jouit d'une si grande popularité.

Vient ensuite l'eau de Cologne, qui contient un peu d'huile essentielle et pas mal d'alcool. Elle jouit de propriétés à peu près identiques à celles du vinaigre. Cependant on est généralement assez d'accord pour reconnaître que son usage longtemps continué, finit par altérer la peau. Beaucoup de personnes s'en servent le matin pour se nettoyer la bouche ; à cet effet, elles font une espèce de gargarisme, dans lequel, pour un verre d'eau, elles font entrer une vingtaine de gouttes d'eau de Cologne. Le procédé est assez bon, il raffermit les gencives et donne à l'haleine une odeur douce et suave.

Les corps gras sont des cosmétiques très-employés et de la plus grande utilité : aussi tous les peuples en ont-ils fait et en font-ils encore usage. Les Romains oignaient leur corps d'huile avant d'entrer dans l'arène; les Grecs pratiquaient aussi cet usage ; les femmes s'en servaient pour ajouter un nouvel éclat à leur chevelure et la conserver plus longtemps.

Ces usages se sont perpétués et ont pris un nouvel essor, car tous les médecins sont maintenant d'accord pour reconnaître leur utilité même dans la plupart des affections de la peau : ainsi l'emploi de pommades dans ces maladies est d'un usage très-fréquent.

Dans les pays froids, on s'en sert encore plus que dans nos contrées, car on s'en couvre complètement les parties exposées à l'air pour les empêcher de se gercer et de se crevasser ; c'est dire implicitement aux personnes de nos contrées qui, pendant l'hiver, éprouvent ces accidents d'avoir aussi recours au même expédient. Ces crevasses, ces gerçures sont, du reste, très-douloureuses, et beaucoup de personnes feraient bien des choses pour pouvoir s'en débarrasser.

Du savon. Si les graisses sont de la plus grande utilité, les savons sont tout à fait indispensables; ils ne servent pas seulement au maintien de la propreté de notre corps, mais encore à celle de tous nos vêtements, et sans lui, dans les conditions où l'homme se trouve maintenant, on ne saurait pas trop par quoi ils pourraient être remplacés. Les savons sont en effet employés au nettoyage du linge. Nous ne nous y arrêterons pas, mais nous dirons un mot de ceux qui sont destinés à la toilette, car leur falsification peut avoir sur nous les effets les plus déplorables.

Généralement il faut rejeter tous les savons perfectionnés présentant une odeur plus ou moins suave ; les meilleurs sont ceux de Marseille, et ceux-là, quelle que soit leur qualité, ne nous arrivent jamais parfumés ; tous les autres n'en sont que des falsifications quelquefois heureuses mais cependant le plus souvent nuisibles ; de sorte que l'on n'est jamais sûr, quand on achète de ces derniers, qu'ils soient bons comme savons de toilette ; il n'y a guère que ceux d'Angleterre qui jouissent d'une réputation méritée, et dont l'usage est assez répandu en France.

L'emploi répété d'un mauvais savon modifie profondément la peau et en change complètement la nature ; il vaut donc mieux ne pas se laver, ou du moins le faire avec de l'eau simple, que d'employer de pareilles substances. Du reste, tout le monde le sait, et les maisons qui les livrent purs jouissent généralement d'une réputation presque populaire.

§ II.

Cosmétiques tirés du règne minéral.

Les cosmétiques que nous allons maintenant étudier sont tirés principalement du règne minéral ; on les emploie presque uniquement pour satisfaire au goût de la coquetterie, aussi n'en parlerons-nous que pour les déprécier.

En effet, avec le cinabre, avec la cochenille, on fait le fard dont les femmes se couvrent les joues pour se donner le vernis de la jeunesse ; avec l'arsenic, on fait une poudre épilatoire destinée à enlever les poils là où l'on ne veut pas qu'ils apparaissent ; le nitrate d'argent ou pierre infernale a été employé comme cosmétique et entre dans une composition jouissant d'une grande réputation pour teindre les cheveux.

C'est avec le sous-nitrate de bismuth que l'on fait le fard blanc, dont les femmes se servent encore pour blanchir leur peau; elles se servent aussi quelquefois de la céruse ou blanc de plomb, mais elles préfèrent généralement la première substance comme plus fine et plus douce.

Il ne faudrait pas qu'elles prissent, ainsi parées, des bains sulfureux, ou qu'elles allassent dans des endroits contenant des vapeurs de soufre, car elles verraient leur peau, de blanche qu'elle était, devenir complètement noire.

Toutes ces substances altèrent profondément la peau et n'apportent qu'une beauté factice et de quelques instants; si les femmes connaissaient combien l'emploi de ces cosmétiques leur est nuisible, elles n'en feraient jamais usage.

L'alun, dont on se sert encore, semble, au contraire, présenter quelques avantages, et on ne peut s'empêcher de lui reconnaître la propriété de donner une certaine fermeté à la peau.

CHAPITRE III.

DES BAINS.

§ I.

Des Phénomènes physiologiques résultant de l'emploi des Bains.

L'usage des bains remonte à la plus haute antiquité; les Juifs, les Grecs et les Romains en faisaient très-fréquemment usage; on sait quel soin ce dernier peuple prenait pour les rendre aussi commodes que possible, il en subsiste encore quelques restes à Paris, et d'après la grandeur des bâtiments, on peut se rendre compte de l'importance qu'ils y attachaient. L'usage du linge de corps a rendu leur emploi moins indispensable, et même pendant bien des années ils tombèrent presque en désuétude, principalement à l'époque du moyen âge; mais déjà depuis longtemps on a fini par en reconnaître tous les avantages, et s'ils ne coûtaient pas si cher, tout le monde y aurait recours.

Voyons maintenant quelle est leur action; mais avant d'aller plus loin, apprécions les fonctions de la peau, sans quoi il nous serait impossible de nous rendre compte des phénomènes observés après leur emploi.

La peau est une membrane destinée à laisser échapper une quantité assez considérable de produits et en absorber un seul; les produits exhalés sont la sueur et l'acide carbonique; le produit absorbé est l'oxygène.

Ainsi, l'acide carbonique, dont je vous ai déjà parlé, n'est pas seulement exhalé par les poumons, il l'est encore par toute la surface de la peau et même en assez forte proportion pour déterminer, lorsque l'on fait cesser cette exhalation, non-seulement des accidents graves, mais encore la mort.

Du reste, le fait a été démontré directement : on a recouvert toute la surface d'un animal d'un enduit imperméable et l'on a examiné ce qu'il ressentait : d'abord il sembla ne rien éprouver, mais cela ne dura pas longtemps, et au bout de quelques heures la mort survint. Ainsi, cette absorption est très-importante et ne peut disparaître sans compromettre gravement la vie. De là découle déjà ce principe que les bains ne doivent jamais être par trop prolongés.

La sécrétion de la sueur ne peut plus se faire, mais sa disparition, bien qu'assez grave, n'a pas l'importance de la première.

J'ai dit que l'oxygène de l'air était absorbé en quantité notable par la surface de la peau, le bain empêche aussi cette absorption et enlève autant d'oxygène à l'homme. On lit dans tous les ouvrages d'hygiène qu'il y a gêne de la respiration pendant les bains, et on l'attribue à la pression exercée sur le corps par l'eau ; ne devrait-on pas plutôt admettre que cette gêne est due à l'asphyxie, par l'hématose incomplète qui se fait alors ? car les poumons ne peuvent pas à eux seuls suffire à l'exhalation de tout l'acide carbonique et à l'absorption de l'oxygène.

Les bains, enfin, ont une influence spéciale sur la peau ; ils permettent, dans certaines conditions, l'absorption d'une quantité variable d'eau, cela dépend de la température ; ainsi, à 32°, l'équilibre existe ; mais au-dessous, l'absorption l'emporte de beaucoup sur l'exhalation, et il en résulte une augmentation dans le poids du corps ; au-dessus, au contraire, il y a déperdition.

Voilà pour la peau ; il s'agit maintenant de savoir quelle est leur action sur les autres fonctions : d'abord il y a gêne de la respiration, mais les modifications les plus importantes sont celles subies par la circulation ; elles varient encore suivant la température, qui joue, comme on le voit, un grand rôle dans l'histoire des bains ; ainsi, à 32°, on n'observe de ce côté rien de bien spécial, mais au-dessus et au-dessous, il n'en est pas de même ; ainsi, entre 35° et 40°, il y a suractivité dans les fonctions, le pouls devient accéléré, le cœur bat avec violence, le sang afflue du cœur aux extrémités : il en résulte une coloration rouge très-prononcée ; les parties qui ne sont pas imbibées d'eau se couvrent de sueur; si la température est maintenue constante pendant longtemps, il y a de la pesanteur de tête, de la congestion, et il n'est pas rare de voir survenir des apoplexies, surtout chez les personnes qui y sont prédisposées.

Les bains chauds sont donc des révulsifs puissants; cependant ils ne doivent pas être longtemps prolongés, car, ainsi qu'on vient de le voir, ils peuvent occasionner des accidents graves; et n'allez pas vous imaginer que ce sont de pures inventions: tous les jours on trouve mortes dans des baignoires, des personnes dont le décès est dû simplement à un bain prolongé et pris trop chaud.

Généralement, on regarde ce genre de bain comme tonique, ce n'est pas mon avis; je crois que tous sont débilitants, si l'on en excepte toutefois certains bains médicaux, les bains de mer et les bains pris en pleine eau.

Un peu au-dessous de 32°, les phénomènes sont tout autres: d'abord, en se plongeant dans un semblable bain, on est pris d'un spasme général, les papilles de la peau font saillie à l'intérieur, en même temps la température du corps s'abaisse; cet abaissement n'est jamais par trop considérable, car, s'il le devenait, la mort s'ensuivrait bientôt.

Quand on fait durer trop longtemps ce bain, il survient un tremblement musculaire général, accompagné d'un claquement de dents le plus souvent très-marqué; le sang abandonne les extrémités, qui se refroidissent et deviennent bleues: nous avons donc tout l'opposé de ce qui se passe pour les bains chauds; dans un cas, il y a afflux du sang du centre à la périphérie; dans l'autre, au contraire, il y a afflux du sang de la périphérie au centre. Cependant ces deux variétés de bains agissent de la même manière sur le cerveau. La tête, en effet, n'est pas plongée dans l'eau et par conséquent ne subit pas l'influence de sa température. Le sang reflue donc avec force vers la tête, et il en résulte encore des congestions qui peuvent entraîner la mort.

Lorsqu'on les quitte, les bains froids sont toujours accompagnés d'une réaction; le sang, sous l'influence d'une température plus douce, tend à refluer vers les extrémités et de là une suractivité dans les fonctions circulatoires. De là aussi un appel de matériaux nutritifs, ce qui explique assez la faim vive que l'on voit survenir après leur emploi.

La réaction se fait ordinairement assez bien chez les individus forts et bien portants, mais chez les personnes faibles, maladives, il en est souvent autrement; aussi est-il convenable de ne pas trop leur en donner. Après leur emploi, elles se trouvent dans un état de faiblesse et de langueur dont il est difficile de les faire sortir.

§ II.

Des différentes espèces de Bains.

Les bains sont divisés en naturels et en artificiels.

Les bains naturels sont ceux qui sont pris en pleine eau. Les bains artificiels sont ceux que l'on prend dans une baignoire. Tous les bains naturels sont froids, si l'on en excepte ceux qui peuvent être pris à certaines sources thermales. Leur température pour les pays chauds est de 25 à 30 degrés; ils sont de la dernière utilité, car non-seulement ils enlèvent une portion considérable de calorique, mais encore ils débarrassent la peau de divers produits de sécrétion et de souillures qui sont beaucoup plus funestes pour les habitants de ces contrées que pour les nôtres. Celle des bains de nos climats et même des climats à température plus basse est de 20 à 25 degrés.

Quand on en fait usage, il ne faut pas oublier de prendre la précaution de ne pas s'y plonger couvert de sueur, car il peut en résulter des affections assez graves, telles que des fièvres continues, simples, ou la phlegmasie d'un viscère quelconque. Il faut prendre encore une autre précaution, celle de ne pas avoir mangé avant d'y entrer; tous les jours, malgré les défenses les plus expresses, on voit des morts résultant du manque de cette précaution.

Presque tous les bains tièdes sont artificiels; leur température varie entre 30 et 32 degrés. Nous avons vu que les phénomènes déterminés par ces derniers étaient à peu près nuls. Cependant il ne faut pas trop les prolonger, car alors ils deviennent débilitants.

Les bains chauds sont ceux qui varient entre 35 et 40 degrés; ils agissent d'une manière très-active, mais cette suractivité insolite détermine, quand elle est passée, une déperdition assez considérable des forces, d'où résultent une fatigue très-grande et à la longue de la faiblesse; de plus, on a vu plus haut combien les accidents qui en pouvaient provenir étaient graves; de tout ceci, il est donc permis de conclure que l'usage de cette espèce de bains n'est pas très-avantageux, mais plutôt nuisible.

Jusqu'à présent, nous avons considéré les bains consistant dans l'immersion complète du corps dans l'eau, mais au lieu d'eau, on peut l'entourer d'air chaud, et alors on a ce que l'on a désigné sous le nom de bains d'étuve sèche; enfin d'air chaud, mais chargé d'une quantité considérable de vapeur d'eau à des températures variables, c'est ce que l'on a désigné sous le nom de bain de vapeur.

Toutes ces dernières variétés ont été considérées comme excitantes et sont employées dans ce but, non-seulement comme moyen hygiénique, mais encore comme moyen thérapeutique. En médecine, on en a fait même un usage très-fréquent dans les épidémies de choléra qui ont régné dans ces derniers temps sur notre malheureux pays.

Les bains russes ressemblent sous bien des rapports aux bains de vapeur; ils sont du reste très-compliqués et demandent beaucoup de soins. On commence par vous placer dans une étuve dont la température est élevée, et une fois que la chaleur du corps a sensiblement augmenté, on lui enlève son calorique en excès à l'aide d'une pluie d'eau fraîche; on empêche le refroidissement qui pourrait en résulter en frictionnant le corps immédiatement après, jusqu'à ce que la réaction se rétablisse de la manière la plus complète.

§ III.

De l'usage des Bains.

Dans un troisième paragraphe, il me reste à chercher quelle est l'influence qu'exercent les bains sur l'âge, le sexe, le tempérament et la convalescence; enfin quelle est leur utilité par rapport aux climats.

Chez les enfants, les ablutions et les bains sont de première nécessité, seulement ils ne doivent pas être donnés froids, bien qu'ils soient conseillés par certaines personnes, et il y a une très-bonne raison pour cela: c'est l'excessive susceptibilité des enfants et la difficulté très-grande où ils sont de se réchauffer. Lorsqu'ils sont tièdes, ils présentent de grands avantages, car ils favorisent les fonctions de la peau, et par conséquent d'une manière indirecte la respiration;

ils permettent aussi aux sécrétions de se faire avec beaucoup plus de facilité. En ne prenant pas les soins de propreté, ces organes, mal formés encore, s'altèrent promptement et donnent naissance à des affections que l'on observe si souvent chez les enfants pauvres et qui ont principalement pour siége le cuir chevelu.

Chez l'adulte, l'usage des bains doit être assez fréquent, tous les quinze jours pendant l'hiver, tous les deux jours pendant l'été; en hiver, les bains doivent être tièdes, en été, ils peuvent être tièdes ou froids; dans cette saison cependant, les bains froids sont préférables, ils activent l'appétit en même temps qu'ils enlèvent au corps une assez forte portion de calorique qu'il a en excès.

Personne ne doit rester trop longtemps dans un bain froid, surtout si l'individu est faible et débile, car souvent la réaction se fait mal et il peut en résulter des maladies.

Dans la vieillesse, on doit s'abstenir de bains, ou au moins, puisque la propreté l'exige, en faire un usage très-restreint. Cette prescription s'applique surtout aux bains froids et aux bains trop chauds qui peuvent déterminer des accidents capables d'amener promptement la mort. Les affections qui se développent sous leur influence sont, ainsi que nous l'avons dit, les congestions cérébrales, les hémorrhagies et des phlegmasies internes de nature diverses. Les bains d'étuve sont dans le même cas.

Sexe. Les femmes prennent ordinairement plus de bains que les hommes; mais ces bains, au lieu de produire une réaction utile, ne font que les affaiblir et nuisent à la plupart d'entre elles. Il n'y a que dans quelques cas, lorsqu'elles ont certain tempérament.

qu'ils peuvent être de quelque utilité. Elles en prennent, au contraire, peu de froids; cependant depuis quelques années leur usage semble se généraliser davantage. Ces bains ne sont pas seulement utiles par eux-mêmes, mais aussi par l'exercice qu'ils les obligent de prendre.

Tempéraments. Chez les individus nerveux, les bains, et principalement les bains tièdes, sont de la dernière utilité, et on ne saurait trop les conseiller; seulement il ne faut pas les prolonger de manière à trop débiliter le sujet.

.Le tempérament sanguin exclut toute espèce de bains, même froids, car enfin ces derniers déterminent une réaction qui produit une suractivité des fonctions circulatoires le plus souvent dangereuse, pour le tempérament lymphatique, les bains froids surtout, sont au contraire avantageux; ils déterminent toujours une réaction assez vive, capable d'activer les fonctions qui sont très-languissantes; ils sont encore bien préférables lorsqu'ils sont salés ou pris en pleine mer; il suffit de trois kilogrammes de sel pour faire un semblable bain. C'est donc un moyen thérapeutique peu dispendieux et dont les avantages l'emportent de beaucoup sur la valeur.

On ne doit pas les employer pendant la convalescence ou seulement comme moyen propre à débarrasser le corps des produits d'exhalations accumulées à sa surface; ils doivent de plus être tièdes, car l'état de faiblesse des individus les rend plus susceptibles au froid et la réaction devient assez difficile.

Si on les examine au point de vue des climats, il est facile de voir que leur usage doit être beaucoup plus fréquent dans les climats chauds que dans les climats froids; c'est une des raisons qui explique comment il se fait que les habitants des pays chauds supportent des températures extrêmement élevées, sans cependant en souffrir beaucoup. A chaque bain, en effet, une quantité considérable de calorique est enlevée, mais ce n'est pas leur seul avantage, ils déterminent encore une légère réaction qui active les fonctions et qui facilite en particulier la digestion, qui a tant de peine à s'effectuer dans ces contrées.

SECTION IV.

GESTA.

CHAPITRE Ier.

DES MOUVEMENTS.

§ I.

Des phénomènes physiologiques résultant de la production des mouvements.

Tous nos mouvements sont produits par un phénomène bien simple, par la contraction musculaire qui a pour résultat le raccourcissement de la fibre musculaire. Examinez ce qui se passe quand vous fléchissez l'avant-bras sur le bras, et vous verrez apparaître sur ce dernier une espèce de tumeur qui n'est autre chose que le muscle biceps qui, pour lever l'avant-bras, s'est raccourci de beaucoup.

Les micrographes ont voulu savoir par quel mécanisme se produisait le raccourcissement, et ils ont vu que la fibre musculaire devenait tout simplement flexueuse, et que plus les flexuosités étaient prononcées, plus le muscle diminuait de longueur.

Mais la contraction musculaire s'accompagne d'un autre fait beaucoup plus important qui consiste en une augmentation marquée de la température de la partie contractée; or, nous avons vu précédemment que pour que la température de notre corps puisse exister, il faut qu'il nous arrive toujours des matières combustibles, lesquelles matières ne sont autre chose que les aliments que nous prenons. Si donc pendant la contraction musculaire il se produit une chaleur plus considérable qu'à l'état ordinaire, il doit en résulter un besoin plus grand d'aliments, c'est ce qui arrive effectivement, car on sait que lorsqu'on veut avoir de l'appétit, on fait une bonne course; tout le monde sait aussi combien l'homme qui s'occupe de travaux manuels mange plus que celui de cabinet.

Voilà ce qui se passe, mais ce n'est pas tout. Quand nous marchons, par exemple, assez vite, on observe en outre les phénomènes suivants : le pouls s'accélère, le cœur bat plus fort et avec plus de vitesse, le foie se congestionne, sous l'influence du mouvement : la circulation se trouve donc considérablement accélérée; si le mouvement a lieu dans presque tout le corps à la fois, tous les organes reçoivent en un temps donné une plus grande quantité de sang; si c'est seulement une partie, cette partie en recevra plus que toutes les autres.

Mais quand nos organes reçoivent une plus grande quantité de sang, ils se nourrissent mieux, et par conséquent ils se fortifient. Tous les jours, nous sommes à même de voir des faits frappants dans ce genre, et pour n'en citer qu'un exemple, je vous nommerai les boulangers, dont les bras toujours en action sont trèsdéveloppés, tandis que leurs jambes, dont ils se servent peu, sont très-grêles.

On le voit, l'exercice est donc de la première nécessité, puisqu'il semble donner une nouvelle vie aux organes. On ne saurait donc trop engager les personnes faibles, languissantes, à y avoir recours.

§ II.

De l'Exercice.

Il ne faut pas qu'il soit poussé trop loin, car alors cette suractivité continuelle de la circulation, au lieu d'être favorable, peut amener des désordres graves; les organes, recevant continuellement une quantité trop considérable de sang, finissent par se congestionner et par donner naissance à des maladies souvent mortelles.

Mais ce ne sont pas les seuls dangers. Le plus grand est déterminé par l'épuisement. L'estomac de celui qui fatigue beaucoup permet bien l'absorption d'une grande quantité d'aliments, mais cela ne va pas jusqu'à une certaine limite: par conséquent la dépense finit par l'emporter sur les recettes, si je puis m'exprimer ainsi, et alors l'homme s'épuise; ainsi donc, il faut de l'exercice, mais cependant il n'en faut pas trop.

Quand on se tient dans le juste milieu, on se place dans les conditions les plus favorables au maintien de la santé, et la connaissance de ce précepte vaut à lui seul plus qu'une foule de drogues que l'on conseille dans le même but et qui ne sont rien auprès de lui. Maintenant que le lecteur doit se rendre compte pourquoi il en est ainsi, je suis persuadé qu'il s'y conformera; s'il le suit régulièrement et toujours, je lui promets de longs et heureux jours.

Quand l'exercice devient insuffisant, les fonctions ne se font plus bien, la machine se rouille, et une fois rouillée, sachez-le bien, il est presque impossible de la remettre à neuf. La digestion principalement devient languissante, de là des maux d'estomac, des névralgies; on devient maussade, tout vous dégoûte, et à la moindre occasion, vous tombez complètement malade. C'est alors que les efforts du médecin deviennent insignifiants, car non-seulement il a à soigner la maladie, mais encore ces appareils qui ne fonctionnent plus ou qui fonctionnent mal. Généralement pour toutes ces personnes, la vie est à charge, elles meurent presque toutes assez jeunes, sans avoir eu un instant de tranquillité.

Parents qui voyez les tristes conséquences de l'éducation moderne, ne faites pas comme les autres, ne renfermez pas immédiatement au sortir de leurs langes vos malheureux enfants, laissez-les d'abord, pendant quelques années, respirer le grand air, s'ébattre à leur aise. Ceux qui doivent devenir des savants le deviendront toujours, même en commençant très-tard ce que l'on est convenu d'appeler les études; ceux, au contraire, qui ne doivent pas le devenir, n'y parviendront jamais, quoi que vous fassiez. Ne les tourmentez donc pas trop et donnez-leur le goût des exercices corporels. La gymnastique fait des progrès, mais pas encore assez, elle devrait constituer une des bases de l'éducation, et l'on ne saurait trop appeler l'attention des gouvernements sur ce point.

Si les Grecs et les Romains nous voyaient maintenant, ils ne pourraient jamais reconnaître en nous les descendants de ces vigoureux Francs, qui les ont fait trembler pendant si longtemps.

§ III.

De l'effort.

L'homme, dans certaines circonstances, a besoin d'augmenter le plus possible ses forces, et pour arriver à ce résultat, il se place dans des conditions dont la réunion constitue l'effort.

Pour le produire, il commence par fermer l'orifice supérieur des voies aériennes ou glotte, de manière à ne pas permettre la sortie de l'air contenu dans l'intérieur de la cage thoracique. Il fait ensuite entrer en contraction tous les muscles qui, s'insérant à son pourtour, peuvent servir à l'immobiliser. La cage thoracique devient alors un point d'appui pour ceux qui doivent agir.

Ce qui précède ne s'observe que dans les efforts violents; dans l'effort ordinaire, il se produit seulement une forte inspiration. Le moucher et le cracher sont, par exemple, dans ce cas.

Il est très-dangereux, et c'est toujours à sa suite que surviennent les hernies, et plus souvent aussi les congestions, les hémorrhagies, l'emphysème pulmonaire, enfin quelquefois la rupture des gros vaisseaux.

Dans l'effort, la hernie se produit par le mécanisme suivant : les muscles de l'abdomen refoulent de toutes parts les viscères, qui tâchent alors de s'échapper par toutes les issues qu'ils rencontrent; or, sur les côtés de l'abdomen et à sa partie inférieure existe naturellement une espèce de canal qui fait communiquer l'intérieur de l'abdomen avec l'extérieur. Les viscères, trouvant cette issue, s'efforcent de s'échapper par là et le plus souvent y réussissent.

On a ainsi les hernies faites par des orifices naturels,

mais il en existe encore une autre variété: ce sont les hernies par ouvertures accidentelles. Celles-là sont beaucoup plus rares que les précédentes et se font à travers des éraillures, des aponévroses entrant dans la composition des parois abdominales. Aussi ne les remarque-t-on que chez les femmes qui ont eu plusieurs enfants et chez lesquelles ces parois ont subi de profondes modifications.

Les congestions que l'on observe pendant l'effort se produisent de la manière suivante : les muscles, au moment de leur contraction, compriment fortement les veines et empêchent le sang veineux de circuler; or, le sang artériel arrive toujours et finit bientôt par s'accumuler en assez grande quantité pour déterminer des congestions et même des hémorrhagies cérébrales.

L'emphysème pulmonaire a lieu par la compression de la cage thoracique par les muscles respiratoires, qui, en diminuant sa capacité, condense l'air contenu dans son intérieur, lequel, réagissant sur le tissu pulmonaire pour reprendre son volume primitif, le déchire. Cette affection, comme les précédentes, est grave, et mène lentement les malades à la mort.

La rupture des gros vaisseaux arrive à peu près par le même mécanisme, mais beaucoup plus rarement.

CHAPITRE II.

DES EXERCICES SPÉCIAUX.

§ I.

De la Station verticale.

Pour que l'homme se tienne dans cette position, il faut que le centre de gravité passe par la base de sustentation, qui est le sol.

Si l'homme, dans cette station, veut ajouter à son propre poids celui de fardeaux, il est nécessaire qu'il prenne certaines positions de manière que le centre de gravité se trouve toujours passer par le milieu de la base de sustentation.

Ainsi les porte-faix portent le plus possible leur corps en avant, de manière à ramener de ce côté le centre de gravité et à l'avoir ainsi toujours au milieu de ce plan. Les femmes enceintes, au contraire, le penchent en arrière pour faire contre-poids au fardeau qu'elle porte en avant.

L'action musculaire des membres inférieurs est seule mise en jeu dans la station verticale ; le poids du corps repose sur les os de la jambe, qui sont maintenus en équilibre par l'antagonisme des muscles de la cuisse et du bassin. Les fémurs (os de la cuisse) transmettent le poids du corps aux tibias (os de la jambe), lesquels les transmettent enfin aux pieds.

Quand on reste debout pendant quelque temps, on finit par se fatiguer, et cela se conçoit facilement, puisqu'un nombre assez considérable de muscles restent contractés. Pour remédier à cette fatigue, l'homme prend ce que l'on désigne sous le nom de position hanchée, c'est-à-dire qu'il se cabre violemment de manière à faire supporter tout le poids du corps à une seule jambe; quand cette jambe est fatiguée ou mieux quand les muscles qui, en se contractant, ont déterminé cette position, sont fatigués, il se repose sur l'autre, et ainsi de suite. Il peut, en employant ce procédé, rester très-longtemps debout sans éprouver une trop grande lassitude.

Les positions sur un seul pied, sur les pointes des pieds, sont très-fatigantes. Le peu d'étendue de la base de sustentation, la permanence des contractions, en rendent parfaitement compte.

De tout ceci doivent découler quelques règles hygiéniques assez importantes, et que l'on ne doit pas négliger. Ainsi, si l'on ne veut pas se fatiguer, il ne faut jamais se maintenir dans la même position. L'ouvrier qui travaille debout peut rester ainsi pendant toute une journée sans trop se lasser, parce que, quoique debout, il ne conserve jamais la même place. Le modèle, au contraire, qui ne doit pas bouger, ne peut rester deux heures dans la même attitude.

Il n'y a qu'une position dans laquelle l'action musculaire soit nulle, c'est dans la situation couchée. Aussi, lorsque nous voulons nous reposer, la prenons-nous ordinairement. Sauf les cas exceptionnels de maladies, les membres sont dans la demi-flexion. Cette position est due au relâchement des fléchisseurs et des extenseurs et nullement, comme on l'a avancé, à l'énergie plus considérable des fléchisseurs.

§ II.

De la Marche.

De tous les exercices la marche est le plus salutaire ; car c'est elle qui, sans contredit, met en jeu le plus grand nombre de muscles à la fois.

Sans vouloir en faire ici une étude approfondie, je crois qu'il est convenable d'en dire quelques mots. Quand nous marchons, il faut distinguer deux parties : une qui est portée et une autre qui supporte. Cette dernière est représentée par les membres inférieurs.

Si l'on étudie la marche en elle-même, on peut la décomposer en plusieurs temps. Dans le premier, le corps repose sur les deux jambes ; dans le second, il n'est plus appuyé que sur une seule, tandis que l'autre, suspendue dans l'espace, se balance en avant ; dans le troisième, il s'appuie de nouveau sur les deux qui reposent sur le sol. La jambe qui se balançait au second temps, servant d'appui fixe à la seconde, lui permet de se mettre alors en mouvement, et de subir les mêmes évolutions que la première.

Pour faciliter la marche, les membres supérieurs ne restent pas inactifs et agissent comme des balanciers, de manière à maintenir l'équilibre. Enfin le tronc lui-même agit et s'incline fortement en avant, de manière à résister à l'air et à placer le corps dans une direction oblique, suivant laquelle se fait l'allongement du membre arc-bouté.

La *Course* diffère de la marche en ce sens que dans la course le corps se détache complètement du sol, ce qui n'a pas lieu dans la marche. Elle est une marche précipitée, entrecoupée de sauts. Sa vitesse dépend de la longueur des sauts et de leur durée.

La marche, je l'ai déjà dit, est un des meilleurs exercices; tous les auteurs sont d'accord sur ce point, ils ont même cherché à déterminer dans quelle mesure elle est nécessaire, et ils sont arrivés à un chiffre qui varie entre huit et douze kilomètres.

Du reste, il faut se hâter de convenir que cette distance est évaluée d'après la marche en plaine, car pour celle exécutée sur des plans inclinés, la fatigue devient beaucoup plus grande, et un homme serait rendu s'il montait la valeur de huit kilomètres. Cette dernière ne présente pas seulement ces inconvénients, elle gêne aussi beaucoup la circulation et la respiration; on est tout de suite essoufflé, comme on dit, quand on monte une pente rapide. Jamais la marche en plaine n'a déterminé sur l'homme sain de pareils accidents.

Du Saut. Dans le saut, le corps, projeté par la détente subite des deux membres inférieurs, peut s'élever suivant la verticale, c'est le saut sur place ou en hauteur; le corps peut être élevé obliquement de bas en haut, et d'arrière en avant, et *vice versa :* c'est le saut à pieds joints. Le troisième mode est le saut long ou en largeur; dans cette variété, la jambe placée en arrière se distend brusquement et porte violemment le corps en avant; plus la distension est brusque, et plus le saut est large.

Ces exercices sont assez bons ; ils demandent généralement un grand développement de forces; ils ont aussi leur inconvénient, car ils déterminent des efforts qui souvent laissent après eux de graves désordres, ainsi que je l'ai déjà fait remarquer.

Du Grimper. Dans l'action de grimper, ce sont principalement les membres supérieurs qui agissent; ils se contractent, et, en se contractant, ils élèvent d'autant plus toute la masse du corps. Les membres inférieurs agissent, mais ils sont destinés simplement à aider les membres supérieurs, en servant de point d'appui après que la contraction a cessé, de manière à permettre aux bras de se reposer.

C'est un des exercices dans lequel il faut employer le plus de force musculaire, c'est aussi un de ceux qui agissent de la manière la plus directe sur les membres supérieurs ; il est excellent, car généralement ces derniers fonctionnent beaucoup moins que les jambes ; ils sont maigres chez un grand nombre d'hommes et nullement en rapport avec la force des membres inférieurs.

De la Natation. Dans la natation, il y a une réaction active du corps contre l'obstacle fourni par la résistance de l'eau : elle offre donc beaucoup de rapport avec le saut ; comme dans ce dernier, le corps est projeté en avant par la distension brusque des membres inférieurs. Quant aux membres supérieurs, qui agissent aussi, ils sont destinés à faciliter sa progression en avant en même temps qu'à maintenir le corps à la surface de l'eau.

Dans cette variété d'exercices, comme on le voit, tous les membres sont en mouvement. Par conséquent, tout le corps reçoit une plus grande quantité de sang qu'à l'état normal. Il y a donc suractivité de la circulation et de la digestion : aussi les baigneurs consommés, quand ils vont se baigner, ont-ils soin d'emporter avec eux de quoi apaiser leur faim. Cependant, malgré les mouvements considérables exécutés pendant que l'on nage, la fatigue n'est pas grande, surtout lorsqu'on sait parfaitement nager, et l'on voit tous les jours des individus se livrer à cet exercice durant deux ou trois heures sans en éprouver une fatigue bien grande.

Il y a une foule de personnes qui ne prennent pas d'exercice, qui ne marchent pas parce qu'elles n'en ont pas besoin et qui restent chez elles absolument comme des taupes dans leurs trous. Pour celles-ci, la nature s'est ingéniée, et elle a trouvé la chasse et le billard. Par l'attrait du plaisir, elle a porté l'homme riche à se mouvoir et à se fatiguer, et ces gens qui ne pouvaient traverser la rue sans prendre leur voiture, une fois en campagne, font, comme de simples mortels, jusqu'à douze et même seize kilomètres par jour.

Pour le billard, jeu très-recherché, il faut encore se mouvoir et souvent même assez activement : aussi sont-ils encore ici obligés de rentrer dans la loi générale.

§ III.

De l'Exercice de la Voix.

On peut comparer le larynx, où se produit la voix à un simple tuyau oblitéré à son milieu par deux petites membranes, pouvant se rapprocher plus ou moins, de manière à ne permettre que le passage d'une quantité déterminée d'air.

Ces deux membranes sont connues des physiologistes sous le nom de cordes vocales inférieures, par opposition à deux autres placées au-dessus, appelées cordes vocales supérieures et sur lesquelles je ne dirai rien, car on n'en connaît pas encore bien les usages. Quand le son doit s'élever, c'est-à-dire devenir plus aigu, la tension des cordes vocales inférieures augmente en proportion ; quand, au contraire, il diminue, les cordes vocales se relâchent. Au moyen de cet appareil, nous avons des sons ou, si vous aimez mieux, des cris. Pour que ces derniers deviennent la parole, il faut qu'ils soient repris par la langue et par les lèvres, qui, en les façonnant comme bon leur semble, en forment la parole, qui distingue à elle seule l'homme de tous les autres êtres vivants.

D'après ce qui précède, on voit que l'organe fondamental, celui sans lequel la parole ne peut pas exister est le poumon ; c'est, en effet, lui qui fournit les matériaux nécessaires à la production de la voix ; ces matériaux, il ne les crée point, il les prend tout simplement à l'atmosphère. L'homme qui veut parler commence par faire une large aspiration, et ce n'est que lorsque l'air est en quantité suffisante dans la cage thoracique qu'il commence à rendre des sons.

La voix est donc un exercice, puisqu'elle force les poumons à agir, et en ce sens elle est utile. Cependant, comme en tout, il ne faut pas qu'il dépasse certaines limites, car il devient alors extrêmement nuisible; il n'est pas rare de voir des chanteurs et surtout des musiciens se servant d'instruments à vent devenir phthisiques ou être tout au moins atteints d'autres affections graves de poitrine. Mais lors même que l'on ne voit pas survenir ces accidents, on en voit d'autres, tels que l'enrouement, la perte plus ou moins complète de la voix et l'altération du larynx, qui présentent aussi de graves inconvénients.

La déclamation et la lecture à haute voix sont dans le même cas, cependant quelquefois elles ont leurs avantages et permettent souvent de modifier chez les enfants certains vices du langage très-désagréables.

D'après ce qui précède, il est facile de conclure que le chant et principalement les instruments à vent doivent être expressément défendus à ceux qui sont d'une constitution faible, qui ont la poitrine resserrée, à ceux aussi qui sont sujets à des palpitations, à d'autres affections du cœur et des vaisseaux

CHAPITRE III.

DES EXERCICES PASSIFS ET ACTIFS.

§ I.

Des Exercices passifs.

Les exercices passifs sont la progression en voiture et la navigation.

La progression en voiture est assez agréable et conseillée par un assez grand nombre de médecins comme utile dans les convalescences des affections graves, mais il faut qu'elle soit faite dans des véhicules spéciaux. Si la voiture n'est pas montée sur des ressorts, si c'est une charrette, autrement dit, la progression, au lieu d'être avantageuse, peut devenir dangereuse, car elle produit alors le plus souvent de la céphalalgie, des nausées, des envies de vomir et même des vomissements.

Quand la voiture est bonne, au contraire, on ne voit pas généralement survenir ces accidents. Cependant il ne faut pas trop s'y fier, et souvent dans ces conditions les vomissements peuvent encore se produire pour un homme bien portant, mais le danger n'est pas très-grand. Il n'en est pas ainsi pour celui qui relève de maladie.

Lorsque la voiture marche très-vite, comme celles des chemins de fer par exemple, il faut conseiller au voyageur de ne pas regarder fixement au dehors pendant longtemps, la vue finit par se troubler, on est pris de vertiges et d'accidents semblables à ceux que produisent les voitures non suspendues; ils sont cependant produits dans ce cas par un tout autre mécanisme. On a conseillé aux personnes qui sont sujettes à ces phénomènes de mâcher de la rhubarbe pendant qu'elles sont en voiture; chez un certain nombre, ce moyen réussit.

La navigation peut se faire sur l'eau douce ou sur la mer.

Quand on navigue sur l'eau douce, on n'éprouve aucune sensation désagréable; il semble que l'on glisse sur une surface polie. Il n'en est pas de même lorsque la navigation a lieu sur mer; presque tous les novices en ce genre de voyage éprouvent des accidents qui, bien que généralement peu graves, les font énormément souffrir; on leur a donné le nom de mal de mer. Ils consistent principalement dans des vertiges, des nausées, des envies de vomir et bientôt des vomissements incoercibles. Les malheureux passagers restent dans cet état pendant douze ou quinze heures, et, ce qu'il y a de plus triste, sans rencontrer personne pour les soulager, ou du moins pour leur faire supporter leurs souffrances; car les marins, qui savent à quoi s'en tenir sur ces accidents, quand ils les voient dans cet état, leur rient le plus souvent au nez.

Quelques personnes ont conseillé pour les prévenir de se coucher horizontalement sur le côté et de s'arcbouter contre les parois du navire ou de quelque meuble solidement fixé; quelquefois ce procédé réussit, mais ordinairement il reste sans effet.

§ II.

Des Exercices actifs.

Ces exercices sont l'équitation, la balançoire et le jeu de bague. Je n'en dirai que quelques mots.

L'*équitation* est avantageuse et peut presque remplacer la marche, mais encore dans certaines conditions. Si le cheval est dur, c'est-à-dire s'il est difficile à mener, s'il fait trop sauter le cavalier, non-seulement il le fatigue, mais il occasionne de sa part des efforts qui peuvent déterminer l'apparition d'un certain nombre de maladies ; ainsi, il n'est pas rare de voir survenir chez les jeunes cavaliers des affections de cœur, des vaisseaux, du foie, souvent même des hernies, et tous les jours on est forcé de réformer dans les régiments un grand nombre de jeunes soldats chez lesquels se sont développés ces accidents.

Lorsque l'on veut employer ce moyen, il faut donc commencer par apprendre les règles de l'équitation, de manière à ne se fatiguer que dans une juste limite ; il faut de plus choisir un cheval assez calme et ne nécessitant pas de la part du cavalier de grands efforts pour le conduire.

La *balançoire* est conseillée par un certain nombre de médecins comme capable d'accroître l'énergie des parois abdominales ; d'autres, au contraire, la rejettent complètement ; quoi qu'il en soit, il ne faut jamais se balancer ou se faire balancer après le repas. Cet exercice, pris dans ces conditions, peut déterminer des accidents graves, tels que des vertiges, des nausées et des vomissements opiniâtres.

Le jeu de *bague* cause les mêmes accidents, mais encore beaucoup plus souvent que le précédent. On peut en dire autant du *fauteuil*, dont la rotation s'effectue verticalement ; on devrait même défendre ce jeu aux jeunes filles, il peut être la source d'affections graves des organes génitaux, dont elles auraient à souffrir le reste de leurs jours.

CHAPITRE IV.

§ I.

De la Gymnastique.

Si vous réunissez tous les exercices précédemment étudiés, si vous soumettez ces derniers à certaines lois qui en régularisent la marche, vous avez les bases d'un art auquel on a donné le nom de gymnastique. La gymnastique n'est donc qu'une réunion d'exercices, mais cette réunion est tellement arrangée, que lorsqu'on la pratique, toutes les dépendances de la machine humaine entrent en jeu, tandis que dans l'exercice ordinaire, il n'y a qu'une de ces parties.

On fait mouvoir les jambes, mais on n'oublie pas les bras, et après avoir exécuté avec les premiers des mouvements pendant un temps plus ou moins considérable, on prend le trapèze, par exemple, où les bras entrent seulement en contraction ; on grimpe, on fait des brassées, etc.

Mon intention n'est pas d'entrer dans les détails de l'art, mais seulement de faire ressortir le but de la gymnastique, qui consiste à maintenir toutes les parties de notre corps dans un équilibre parfait, de manière, par exemple, à ne pas avoir des bras forts et des jambes faibles.

Les fonctions sont ainsi activées et déterminent un bien-être général qui ne tarde pas à se faire remarquer. L'homme finit ainsi par se modifier complètement. Ce n'est plus cet être fluet, maigre, se soutenant à peine sur ses jambes, sur lequel il aurait suffi de souffler pour éteindre en lui le flambeau de la vie ; mais c'est l'homme fort, robuste, capable de supporter les plus grandes fatigues et souvent même d'exécuter les plus grandes entreprises; car ne croyez pas que les exercices du corps nuisent en rien à l'intelligence, ils la reposent, au contraire, et lui permettent d'agir avec une nouvelle vigueur. Les anciens passaient la moitié de leur existence dans le gymnase, et je vous demande si leurs grands hommes ne valaient pas les nôtres, et si même ils n'étaient pas plus nombreux.

Ainsi je ne saurais trop en conseiller l'usage. L'habitant de la campagne n'en a pas extrêmement besoin, car il se donne assez d'exercice tous les jours, mais il n'en est nullement ainsi pour l'habitant de la ville. Tout le monde convient que la race humaine s'abâtardit; eh bien! si vous voulez arrêter le fléau, faites de la gymnastique, faites-en faire surtout à vos enfants, et vous serez vous-mêmes étonnés des résultats que vous obtiendrez, mais il faut qu'elle soit faite sérieusement, tous les jours et pendant longtemps; sans cela c'est absolument comme si l'on ne faisait rien.

§ II.

De l'Entraînement.

En Angleterre, quand on veut faire un boxeur, on le soumet à un genre de vie tout spécial, et qui prouve de la manière la plus péremptoire l'efficacité des moyens que j'ai déjà préconisés. On pratique l'entraînement, on commence par faire déjeuner la personne proposée, de sept à huit heures, avec du bœuf et du mouton rôtis, du pain rassis ou du biscuit; on lui donne à deux heures pour dîner des côtelettes et de la viande rôtie; de temps à autre quelques pommes de terre, un peu de bière ou d'eau rougie.

Pendant l'été, on la fait lever à cinq heures; pendant l'hiver, au point du jour. Le matin, avant le déjeuner, on lui fait faire l'exercice pendant trois ou quatre heures; entre le déjeuner et le dîner, on lui en fait faire encore. Avec un pareil genre de vie, on arrive à des résultats vraiment extraordinaires; du reste, tout le monde connaît la force des lutteurs anglais, ou du moins en a entendu parler.

SECTION V.

PERCEPTA.

CHAPITRE Ier.

DES SENS EXTERNES.

§ I.

Les sens ont été divisés en sens externes et en sens internes. Les sens externes sont au nombre de cinq : la vue, l'audition, l'odorat, le goût et le toucher.

Les sens internes, ou besoins, sont au nombre de trois: la faim, la soif et le sens génital.

De la Vue. Une lumière trop vive, comme nous l'avons dit, nuit beaucoup à la vue, et au bout d'un certain temps amène une cécité complète. Nous avons dit aussi que cette lumière, fût-elle solaire ou artificielle, conduisait au même résultat, bien que n'agissant pas de la même manière.

Le défaut de lumière produit aussi les mêmes phénomènes, mais bien plus difficilement; avant de produire la cécité, il détermine la nyctalopie, c'est-à-dire, la faculté de voir plus ou moins bien dans l'obscurité. Ceux qui restent longtemps dans un lieu sombre, et qui sont tout à coup soumis à l'influence d'une lumière vive, en sont éblouis et ne peuvent nullement la supporter.

La coloration des objets a aussi de l'influence sur la vision; certaines couleurs peuvent être supportées pendant longtemps sans fatiguer en rien la vue; le vert et le bleu sont dans ce cas, et il est utile de faire remarquer qu'elles sont les plus répandues à la surface de la terre. Il y en a d'autres, au contraire, qui fatiguent beaucoup, comme le rouge et le violet.

Il existe encore d'autres causes qui peuvent apporter du trouble à la vision, et qui tiennent à des vices de conformation de l'œil, ce sont : 1° une sensibilité trop grande de la vue; 2° la myopie; 3° la presbytie.

Cette sensibilité s'observe chez un certain nombre d'individus, mais elle est beaucoup plus rare que les deux autres infirmités; elle tient le plus souvent à une irritabilité trop grande de la rétine. Il en résulte quelquefois des accidents assez intenses et pouvant entraîner une perte plus ou moins complète de la vision.

La myopie consiste dans l'impossibilité où se trouvent certains individus de distinguer les objets éloignés. Ils jouissent cependant d'une vue assez bonne, mais seulement pour ce qui est rapproché. Cette infirmité semble tenir à une convexité trop grande de la cornée, d'où résulte la convergence des rayons lumineux en avant de la rétine dès que ces objets sont un peu éloignés; la vision devient alors trouble, car le foyer se trouvant à une certaine distance de la membrane sentante ou rétine, l'impression ne s'y fait que faiblement.

Quand ils sont très-rapprochés de l'œil, les rayons convergents sont forcés de faire leur foyer un peu plus loin et par conséquent sur la rétine. On s'explique donc facilement par là comment, chez les myopes, les objets rapprochés sont vus très-distinctement; comment, au contraire, ceux qui sont éloignés sont perçus confusément.

Du reste la myopie présente des degrés divers; chez certaines personnes, le vice est poussé si loin qu'elles ne voient, qu'elles ne distinguent que ce qui les touche, et qu'il leur serait impossible de se diriger si elles n'avaient pas de lunettes; chez d'autres, il est beaucoup moins prononcé et consiste tout simplement en un simple trouble dans la vision des objets éloignés.

On remédie à cette infirmité au moyen de verres biconcaves; ces derniers ont pour propriété de faire diverger les rayons lumineux au lieu de les concentrer ainsi que le font les verres biconvexes; ils tendent donc à rapprocher le foyer de la surface de la rétine, de manière à permettre la vision distincte. Il y a des verres de courbures diverses, correspondants aux différents degrés de myopie. Les jeunes gens, qui peuvent lire avec le numéro deux, sont dispensés du service militaire; on empêche ainsi toute espèce de fraude.

Les presbytes, au contraire, sont ceux qui ne peuvent distinguer nettement que les objets placés à une certaine distance. Toutes les personnes qui, pendant l'âge adulte et leur jeunesse, ont eu la vue longue, comme on le dit vulgairement, sont atteintes dans leur vieillesse d'une presbytie plus ou moins forte.

Dans cette infirmité, la convergence des rayons lumineux, au lieu d'être trop grande, ne l'est pas assez, et ces derniers, au lieu de faire leur image au-devant de la rétine, comme dans le cas précédent, la font en arrière. D'après cela, on voit tout de suite comment on peut remédier à ce vice de l'œil; il suffira de faire converger les rayons lumineux beaucoup plus qu'ils ne le sont, et pour cela, on se servira de verres biconvexes. Leur convexité sera d'autant plus grande que la presbytie sera plus prononcée. Le foyer se trouvera alors porté en avant et permettra à la rétine d'en recevoir l'impression. La presbytie devient chez certaines personnes tellement grande, qu'il leur est impossible de lire, d'écrire et de s'occuper de travaux délicats, sans avoir recours à des verres biconvexes, grossissant beaucoup.

Cette infirmité est bien plus à craindre que la myopie ; avec les années, cette dernière finit par disparaître, tandis que la presbytie va toujours en augmentant.

La myopie tient à une convexité trop grande du cristallin (1), à une densité trop considérable des autres milieux de l'œil ; leur moins de vitalité diminue les accidents. La presbytie dépend d'une disposition inverse qui, par conséquent, va toujours en augmentant avec les années.

En faisant l'histoire de la lumière, nous avons déjà indiqué les inconvénients que son abus pouvait déterminer ; en ajoutant ici qu'il faut autant que possible ne pas faire usage de la loupe, ne pas se servir d'une lumière réfléchie, ou le moins qu'on peut, on a à peu près toutes les règles hygiéniques propres à la vision.

L'usage de collyres astringents, dès qu'il survient quelque accident du côté de la vision, est le plus sou-

---

(1) On appelle cristallin la lentille destinée à refracter les rayons lumineux, de manière à permettre les convergences au niveau de la rétine.

vent nécessaire; mais dans ce cas, le plus souvent aussi, il vaut mieux avoir recours au médecin; la précaution qui consiste à se nettoyer le matin les yeux avec de l'eau fraîche est aussi très-utile; on débarrasse ainsi l'œil des débris produits, des secrétions formées pendant la nuit et capables souvent de déterminer des accidents; ces précautions doivent être surtout prises pour les jeunes enfants, et tous les médecins qui les conseillent en obtiennent d'excellents résultats.

§ II.

Audition.

Le son est le résultat des vibrations arrivant jusqu'aux oreilles, par l'intermédiaire de l'air. Les parties sensitives de cet organe transmettent cette espèce de sensation tacite au cerveau ; là, elles se trouvent transformées en quelque chose de spécial, auquel on a donné le nom de son.

D'après ceci, il est facile de voir que, lorsque l'air est par trop raréfié, le son sera à peine sensible; dans le vide, on ne devra entendre absolument rien, car les vibrations produites alors ne trouvent plus d'agents pour parvenir jusqu'à l'oreille. Des expériences ont été faites et sont venues complètement confirmer ce que le raisonnement semblait indiquer. Mais si la raréfaction de l'air rend la perception des sons difficiles, son augmentation de densité doit aussi en accroître l'intensité : c'est ce que l'expérience directe est venue encore démontrer.

Si l'on place une sonnerie sous une cloche vide, on n'entend absolument rien ; mais le son augmente d'intensité, à mesure que l'on y introduit une nouvelle quantité d'air.

La connaissance de ces particularités vous explique comment, dans les vallons, le moindre bruit acquiert tout de suite une grande intensité; comment, au contraire, cette intensité diminue et devient presque nulle au sommet des hautes montagnes.

Quand les vibrations sont très-rapprochées les unes des autres, on dit que le son est aigu; quand, au contraire, elles sont peu nombreuses, on dit qu'il est grave. Il ne faut pas que leur nombre soit par trop peu considérable, car il ne serait pas perçu. Le son le plus grave que l'homme puisse entendre est au moins de 32 vibrations par seconde.

Cette dernière variété est beaucoup plus facilement supportée par l'oreille que les sons aigus qui fatiguent beaucoup, et qui ne peuvent être perçus que pendant quelque temps. Chez l'enfant, la sensibilité de l'ouïe est beaucoup plus grande que chez l'adulte; on doit éviter chez eux, autant que possible, l'irritation de ce sens, et le mettre à l'abri des sons aigus. Les convalescents supportent aussi avec beaucoup de peine les moindres bruits et en éprouvent toujours une fatigue extrême. On ne saurait donc trop les préserver de ces genres de sensations.

Chez les vieillards, l'ouïe perd beaucoup de sa sensibilité, et la plupart d'entre eux sont plus ou moins sourds. Ils entendent, mais faiblement, et, lorsque les sons ont une grande intensité. Pour remédier à cet inconvénient, on a imaginé des cornets acoustiques; mais bien qu'ils soient avantageux, beaucoup de personnes les négligent à cause de leur incommodité.

Il est bon de rappeler ici que l'ouïe est toujours beaucoup plus fine chez la femme que chez l'homme, et que par conséquent il se fatigue beaucoup plus vite que chez ce dernier.

Pendant le plus grand nombre des maladies, l'ouïe jouit aussi d'une sensibilité très-grande; dans d'autres, au contraire, il disparaît complètement.

§ III.

De l'Odorat.

Les aliments, avant d'arriver à la bouche, doivent être flairés de manière que l'on puisse juger de leur état. C'est au moyen de l'appareil de l'olfaction que s'accomplit cette fonction.

Les odeurs ne sont que des partielles extrêmement petites des corps qui, après s'être volatilisés, viennent se répandre à la surface de la muqueuse tapissant l'intérieur des fosses nasales. Ce fait est parfaitement démontré : si on laisse un morceau de camphre pendant quelques jours à l'air, on le voit promptement diminuer et bientôt finir par disparaître.

Les odeurs peuvent être divisées, sous le rapport de leur propriété, en deux classes principales : les premières sont suaves, les autres acres. Les odeurs suaves semblent être perçues de préférence par le nerf olfactif; les odeurs acres sont principalement reçues par un autre nerf appelé nerf trifacial. Il en résulte un phénomène assez singulier, c'est qu'il y a des personnes qui ne sentent pas les odeurs très-fortes comme l'ammoniac, et qui, cependant, sont agréablement impressionnées par celle des fleurs. Il est utile de faire cette remarque, car les individus qui se trouvent dans de semblables conditions, sont prédisposés, sans le savoir, à aspirer des odeurs qui peuvent quelquefois déterminer des accidents du côté des fosses nasales.

Les odeurs ont aussi un singulier privilége, celui de pouvoir agir assez fortement sur le système nerveux tout entier, de manière à le modifier profondément, et l'on ne peut avoir d'exemples plus frappants de cette propriété que dans les asphyxies et les syncopes ; il suffit le plus souvent de faire respirer de très-fortes odeurs pour voir les personnes revenir presque instantanément à la vie.

Les odeurs trop fortes ont un grand inconvénient, elles causent une céphalalgie plus ou moins forte, souvent même des vomissements; elles peuvent aller plus loin encore, et donner naissance à des accidents du côté du cerveau et de la vue. Ainsi, l'inspiration de certaines plantes de la famille des solanées détermine des éblouissements, des vertiges et quelquefois même une cécité complète. Les odeurs, souvent répétées, affectent le sens de l'odorat lui-même et le font quelquefois disparaître complètement. Lorsqu'elles ne l'émoussent pas entièrement, elles amènent au moins la perte de la sensation de celle qui se répète le plus souvent, et l'on finit ainsi par s'habituer aux odeurs les plus agréables comme à celles qui ne le sont pas.

Certaines personnes enfin, ont sur elles des sensations complètement fausses; ce genre d'aberration est presque aussi fréquent que celui des autres sens. Il existe des hallucinations de l'odorat, comme il en existe de l'ouïe, de la vue, du goût et du toucher, comme il y en a des sens internes, ce qui les relie tous entre eux.

§ IV.

Du Goût.

Sous le point de vue hygiénique, le goût ne présente rien de bien intéressant; cependant, il ne faut pas oublier qu'il est beaucoup moins prononcé chez les individus des pays chauds que chez ceux des pays froids, de sorte que ces derniers mangent des substances dont la saveur ne pourrait être supportée par des habitants du nord ; c'est même, grâce en partie à elles, que ces peuples doivent la possibilité de ranimer leur puissance digestive, le plus souvent presque complètement nulle.

Il faut cependant faire remarquer que certains aliments, dont la saveur est prononcée dans nos pays, la perdent, en partie, quand ils se développent dans des pays chauds, et l'on s'explique ainsi comment les habitants peuvent en manger de grandes quantités, sans inconvénient.

Voici tout ce que nous avons à dire sur ce sens, considéré à l'état normal ; mais il s'altère souvent, et de la manière la plus grave. Ainsi, il n'est pas rare de voir alors se développer, principalement chez les femmes, des goûts bizarres, trouver excellent, par exemple, de la craie, de l'argile, du papier, etc. Bien que ces phénomènes puissent survenir en santé, c'est principalement chez les jeunes filles chlorotiques, qu'on les observe le plus souvent.

Dans les maladies fébriles, le goût s'altère profondément et les malades trouvent tout mauvais ou présentant un goût analogue. Ce qui démontre, de la manière la plus évidente, les liens qui unissent entre elles les différentes fonctions qui entrent dans la composition du corps humain.

§ V.

Du Toucher.

La sensation du toucher arrive jusqu'au cerveau par l'intermédiaire de filets nerveux dont l'origine se fait aux papilles de la peau et dont la terminaison a lieu sur les côtés de la moëlle; le toucher n'est donc autre chose que l'irritation des papilles nerveuses.

Dans certaines parties de notre corps, l'épiderme a une épaisseur peu considérable, et la sensibilité y est beaucoup plus exquise; certaines autres, au contraire, en présentent une très-marquée et par conséquent la finesse du tact s'y trouve considérablement diminuée. Ainsi, la plante des pieds, qui en offre toujours une couche épaisse, est une des parties la moins sensible du corps. Chez certains ouvriers, où cette épaisseur de l'épiderme à la face palmaire des mains devient aussi très-prononcée, on observe encore les mêmes particularités.

Chez la femme, au contraire, cette membrane, qui est celle qui s'enlève par petites écailles blanchâtres, est généralement très-mince. Le système nerveux y est aussi plus développé; il en résulte une sensibilité très-grande du tact, pouvant donner naissance à quelques accidents caractérisés principalement par de la démangeaison capable d'amener une sorte d'irritation générale. Chez les enfants qui se trouvent placés dans les mêmes conditions, ces accidents vont quelquefois jusqu'à provoquer des convulsions.

Cette irritabilité plus grande du tact, a reçu le nom d'*hypéréthésie*; son abolition, au contraire, celui d'*anesthésie*.

L'anesthésie ainsi que l'hypéréthésie ne s'observent pas seulement lorsqu'il y a maladie, mais à l'état de santé; chez les personnes nerveuses, elles présentent ceci de singulier, que ce n'est pas tout le corps, mais seulement une partie, généralement tout un côté, qui se trouve atteint d'une de ces deux choses. Souvent elles échappent pendant de longues années aux personnes qui en sont frappées, et ce n'est qu'après l'examen du médecin qu'elles finissent par être reconnues.

La perte de sensibilité peut du reste revêtir différentes formes qui sont extrêmement intéressantes. Ainsi, tantôt on ne perçoit pas la douleur, mais on sent parfaitement les objets que l'on vient à toucher. D'autres fois, on conserve ce sentiment de douleur, mais il semble que tout ce que l'on touche est fait avec du coton, quelquefois même on ne sent absolument rien; tantôt, enfin, le sentiment de la douleur est perçu, mais on n'est pas à même de se rendre compte des différentes variations de température, ainsi que cela s'observe si souvent chez les idiots; d'autres personnes éprouvent de fausses sensations, et lorsque l'on vient à leur appliquer un objet chaud sur une partie du corps, elles s'imaginent qu'il est froid, et réciproquement; ce qui s'observe encore, mais beaucoup moins souvent que dans le cas précédent. Tous ces faits peuvent paraître singuliers, mais je puis garantir qu'ils ont tous été observés.

CHAPITRE II.

DES SENS INTERNES.

Les sens internes sont au nombre de trois, ainsi que nous l'avons dit, ce sont la faim, la soif et le sens génital.

§ I.

De la Faim.

La faim est une des sensations les plus importantes, celle qui se renouvelle le plus souvent et celle à laquelle il n'est possible de résister que pendant un laps de temps peu considérable.

On a cherché à la localiser dans l'estomac, et plusieurs théories ont été imaginées pour expliquer ce phénomène, mais aucune d'entre elles n'a pu prendre encore complètement racine dans la science. Ainsi, on a pensé qu'elle était due à la vacuité de l'estomac, qui permettait le frottement des parois de cet organe l'une contre l'autre; d'autres ont cru que cette sensation avait pour siége les glandes de ce viscère dont les parois distendues par le fluide gastrique devenaient douloureuses; d'autres, enfin, ont dit que la faim dépendait d'un état général de l'économie qui, lorsqu'elle sentait que ses liquides nutritifs étaient épuisés, en demandait d'autres, en le traduisant par cette sensation.

Mais son siége n'est pas dans l'estomac, il est dans le cerveau, et ce qui le prouve, ce sont les modifications singulières apportées par des affections graves ayant pour siége cet organe. Du reste, il n'est pas possible d'admettre la première opinion, car si l'on vient à sectionner les nerfs qui se rendent à l'estomac, on voit encore cette sensation persister.

En résumé, on peut dire que la faim a pour origine un état général du sang qui est transmis au cerveau; si ce dernier n'a subi aucun trouble, il le transmet lui-même à l'estomac, qui alors entre en contraction comme s'il contenait des aliments. Il en résulte donc que la réunion de toutes les théories précédemment énoncées, forme un tout qui est vrai, mais que chacune d'elles, prise en particulier, est complètement fausse.

Maintenant que nous nous expliquons à peu près par quel mécanisme se produit la faim, les phénomènes qui en découlent vont aussi s'expliquer assez facilement. Chez les enfants, par exemple, où le besoin de réparation est très-grand et où cependant l'ampleur de l'estomac n'est pas considérable, cette sensation reviendra beaucoup plus fréquemment que chez l'adulte, qui se trouve dans des conditions opposées. Chez le convalescent, dont le sang est très-pauvre, elle sera encore extrêmement vive ; chez les individus qui travaillent beaucoup, chez les habitants des pays froids, il en sera de même ; car les matériaux qu'ils ont recueillis sont promptement dévorés.

Chez les personnes âgées, chez les femmes, au contraire, dans les climats chauds, cette sensation devra être considérablement atténuée. Le peu de dépense faite par ces individus dans les deux cas, explique facilement comment il en est ainsi.

Voilà ce qui s'observe à l'état physiologique, mais allons plus loin et cherchons à nous rendre compte pourquoi dans certaines maladies l'appétit se trouve complètement détruit, dans d'autres, et pourquoi, dans d'autres au contraire, il est considérablement augmenté.

Dans l'inflammation, il est entièrement détruit. On dit vulgairement que la fièvre nourrit : elle ne nourrit pas, mais la circulation est tellement activée qu'elle ne permet pas à une nouvelle quantité de sang de venir s'ajouter à celui qui existe déjà; en expliquant les choses de cette manière, on se rend parfaitement compte de l'accroissement de la fièvre, chaque fois que l'on mange; on se rend aussi compte de la faiblesse, de l'abattement extrême qui succèdent toujours à cet état pathologique, et ce fait si singulier d'augmentation de la circulation du sang en même temps que de la disparition de la faim, qui a tant préoccupé les médecins, se trouve expliqué, et d'une manière bien simple.

Dans certaines affections nerveuses, où cette sensation est abolie, comme dans quelques variétés de folie, cela ne provient pas de ce que le cerveau ne reçoit pas de liquide, mais bien de ce qu'une partie en reçoit plus qu'une autre; de là l'excitation maniaque d'une part, et de l'autre le manque d'appétit.

Chez quelques personnes, on observe tout l'opposé : c'est un appétit très-vif, et il est important de faire remarquer tout de suite que cela se voit chez les individus à constitution nerveuse très-développée. Ainsi donc, au lieu d'avoir une moins grande quantité de fluide nerveux, ici il y a exubérance et par conséquent suractivité des fonctions du cerveau, ce qui vient encore donner un nouvel appui à l'opinion, consistant à regarder le cerveau comme étant le siége de la faim.

Chez ces mêmes personnes, on observe souvent d'autres phénomènes plus bizarres : outre la faim dévorante que l'on a désignée en médecine sous le nom de *boulimie*, elles ont des goûts pour des choses qui ne se mangent pas et qui souvent même sont repoussantes, ce que l'on appelle le *pica* et la *malacie*.

Les explications que je viens de donner ne sont peut-être pas les dernières, mais jusqu'à présent ce sont celles qui me semblent satisfaire le plus l'esprit.

§ II.

De la Soif.

La soif est une sensation analogue à celle de la faim, les remarques qui précèdent lui sont donc applicables.

En effet, elle se produit toutes les fois que le sang contient des portions liquides par trop minimes, de là un état spécial du cerveau qui, conduit par les nerfs au pharynx, y développe la sensation de la soif.

Comme la faim, la soif sera donc beaucoup plus fréquente chez les enfants, et chez les individus qui travaillent beaucoup; mais au lieu d'être très-vive comme l'est la faim dans les climats froids, elle le sera seulement dans les pays très-chauds. L'évaporation d'eau qui se fait dans ces contrées si abondamment à la surface de notre peau, devait déjà le faire prévoir.

Enfin, il est important de faire remarquer que, dans la fièvre, cette sensation est très-vive, tandis que celle de la faim est nulle. Si l'on y réfléchit un moment, on s'explique parfaitement pourquoi il en est ainsi pour la soif, car pendant tout le temps que dure cet état pathologique, la température du corps est très-élevée, l'eau contenue dans le sang s'évapore donc continuellement pour tâcher de rétablir l'équilibre et donner naissance à cette sensation.

§ III.

Du Sens génital.

Le sens génital subsiste aussi bien que les précédents, et ce qui met le fait hors de doute, c'est qu'il existe des hallucinations de ce sens comme de la plupart de ceux qui précèdent; elles sont cependant beaucoup plus rares; cela tient peut-être à ce que les personnes qui en sont atteintes, les cachent autant que possible.

Sous le point de vue hygiénique, ce dernier présente plusieurs choses utiles à dire, en même temps qu'intéressantes.

Il commence à apparaître vers l'âge de quinze à seize ans, c'est-à-dire à l'époque de la puberté, mais son entier développement n'a guère lieu chez l'homme que vers l'âge de vingt ans; chez la femme, il se fait un peu plus tôt. C'est pour avoir oublié ces lois de la nature que l'on voit les enfants naître faibles, mal formés, et que les mères sont le plus souvent dans l'impossibilité de les nourrir.

Ainsi donc, le mariage ne devrait être permis qu'à

l'âge de dix-huit à vingt ans chez la femme, de vingt-quatre à trente ans chez l'homme. Les personnes plus jeunes, ainsi que celles qui sont arrivées à un âge plus avancé, doivent s'en abstenir complètement. Cette doctrine ne plaît pas à beaucoup de personnes, et le plus souvent, celui qui la prône est l'objet de la risée. Cependant, il est triste de le dire, la plupart des misères, dont est affligée la race humaine, sont dues à l'abus de ce sens, qui, dans les grandes villes surtout, est poussé à ses dernières limites.

L'abstinence, chez un certain nombre d'individus, est de toute nécessité; chez les personnes fortes et robustes, le plus souvent, il est convenable de satisfaire ce besoin; cependant cela n'est pas indispensable, attendu que la nature elle-même y pourvoit le plus souvent. J'aurai pu passer ce fait sous silence, il renferme cependant quelques lois hygiéniques, dont l'observation présente de si grands avantages, que j'ai cru de mon devoir d'en parler.

CHAPITRE III.

DU TABAC, DE L'OPIUM ET DU HASCHISCH.

L'homme ne s'est pas contenté des jouissances que ses sens pouvaient lui procurer, il a cherché à s'en créer de nouvelles encore, et cela en ingérant certaines substances qui modifient de la manière la plus étrange les sens que nous venons d'étudier; ainsi, tout-à-l'heure, nous avons parlé des hallucinations, sans cependant nous y être beaucoup arrêté; eh bien! c'est surtout avec l'opium et le haschisch qu'on les produit le plus facilement. Comme généralement ces hallucinations finissent par devenir agréables, on comprend comment l'homme en a pu faire un abus.

§ I.

Du Tabac.

La première des substances que nous allons étudier, est le tabac: il ne produit pas d'hallucinations ni d'illusions, mais il a cependant une influence marquée sur les fonctions du cerveau. Les personnes qui en font l'essai pour la première fois éprouvent des symptômes d'ivresse; or, l'ivresse, quels que soient les moyens employés pour la produire, a pour siége le cerveau, ainsi que des expériences directes l'ont prouvé; chez celles qui l'emploient depuis longtemps, on ne les observe pas, mais elles se trouvent cependant dans des conditions qui ne sont pas complètement normales; elles éprouvent une sorte de douce langueur, de laissé-aller qui rendent en partie compte de la peine avec laquelle les fumeurs se débarrassent de cette triste habitude. Ainsi donc, quand même son usage a été fréquemment répété, le tabac agit toujours, mais d'une manière sourde, et qui ne se traduit à l'extérieur que par quelques signes légers qu'il est facile de laisser échapper.

Cet état des facultés de l'intelligence n'est pas sans danger, mais ce ne sont pas les seuls inconvénients. D'abord son introduction dans l'intérieur des fosses nasales irrite la membrane muqueuse de cette cavité, active sa secrétion, qui finit par se tarir plus ou moins complètement et amène un affaiblissement marqué de l'odorat; chez les personnes qui ne sont pas encore habituées d'en prendre, il est sternutatoire; chez celles au contraire qui s'en servent depuis longtemps, il ne produit pas l'éternument et par conséquent est entièrement inutile.

Le tabac commence par déterminer une légère excitation générale : l'esprit semble plus ouvert, l'intelligence plus libre; mais cette excitation ne dure généralement pas longtemps, et l'homme tombe alors dans une sorte d'état de langueur, d'apathie qu'il recherche et duquel il sort difficilement; quand il veut reprendre son travail, il a alors recours de nouveau à sa pipe, se met à fumer, et c'est dans cette série d'alternatives qu'il passe sa vie. Rappelez-vous l'histoire d'Hoffman, le romancier fantastique, et vous verrez combien ces remarques sont justes : quand il voulait composer un de ses contes, il commençait par placer devant lui un pot de bière, puis prenait sa pipe, et tout entouré des vapeurs du tabac, il se mettait à écrire; mais bientôt accablé de fatigue, il s'endormait, remettant à un autre jour la fin de son conte.

On mâche encore le tabac; il agit alors comme dans le cas précédent et peut-être même avec une intensité beaucoup plus grande.

Soit qu'on le mâche, soit qu'on le fume, il en résulte toujours une salivation abondante qui fatigue beaucoup et qui, quelquefois épuise complètement certaines personnes; malgré tous ces graves inconvénients, l'usage de cette substance se perpétue et semble braver la plupart des médecins qui voient avec peine tous leurs efforts impuissants pour combattre cette triste habitude.

§ II.

De l'Opium.

Nous allons maintenant étudier l'opium, substance qui, dans notre contrée, ne joue pas un grand rôle, mais qui, en Orient, en joue un extrêmement important. L'opium est le suc que l'on extrait des pavots, en les comprimant; il nous parvient sous la forme d'une masse brune très-dure et ayant le volume du poing.

L'opium est employé en Orient de deux manières: on l'avale ou bien on le fume. Lorsqu'il est avalé, et c'est principalement chez les Turcs qu'il est pris ainsi, il ne détermine pas les mêmes phénomènes que lorsqu'il est fumé; il occasionne alors une sorte de bien-être d'excitation légère qui est bientôt suivie d'un sommeil profond. Lorsqu'on se livre souvent à cette sorte d'ivresse, on ne tarde pas à voir survenir de graves accidents: les forces commencent d'abord par diminuer, l'appétit disparaît, les digestions deviennent difficiles, et le mangeur d'opium finit enfin par tomber dans le marasme.

Lorsque l'opium est fumé, et c'est principalement chez les Chinois, les Malais et les Indiens que ce mode d'ingestion est en faveur, les premières inspirations ne présentent rien de particulier, mais aux suivantes, les phénomènes apparaissent bientôt: on commence par éprouver d'abord un besoin irrésistible de vomir, la respiration s'embarrasse, alors le cerveau commence à se congestionner, l'imagination s'exalte; le fumeur d'opium, dans ce moment, oublie tout et ne pense plus qu'à jouir du bien-être passager, dont il se trouve être le possesseur. Il s'endort enfin, mais quand il se réveille, il se trouve tout affaibli, tout hébété, ne sachant trop ce qu'il fait et dans l'incapacité presque complète de s'appliquer à rien de sérieux. Chez les fumeurs consommés, ce dernier état persiste presque continuellement; chez les autres, il ne dure que quelques heures après le réveil.

Voilà ce que l'on peut observer tous les jours après son emploi; mais il agit encore d'une autre manière, lorsqu'il y a abus: toutes leurs fonctions s'altèrent plus ou moins, au bout d'un certain temps; ils deviennent languissants et leur physionomie ne tarde pas à prendre un cachet particulier qui permet de les reconnaître aussitôt.

Ces accidents arrivent beaucoup plus promptement que dans le premier cas : car on peut fumer une plus grande quantité d'opium que l'on n'en peut manger, sans qu'il en survienne des symptômes d'empoisonnement. On le fume dans des pipes spéciales, faisant faire à la fumée un large circuit pour arriver jusqu'à la bouche, dans l'intérieur de laquelle elle parvient presque complètement refroidie; ces pipes sont armées d'un nombre variable de tuyaux et peuvent servir ainsi à plusieurs personnes à la fois.

Malgré tout le danger que l'emploi de cette substance présente, qu'on l'avale ou qu'elle soit fumée, son usage n'en est pas moins très-répandu chez les orientaux, ce qui nous explique peut-être comment ces peuples sont arrivés à l'état de faiblesse et d'inertie dans lequel nous les trouvons maintenant. Ce qu'il y a de plus triste à dire, c'est que plus un individu abuse de l'opium plus on a de la peine à l'empêcher d'en faire usage.

§ III.

Du Haschisch.

Le haschisch est un produit que l'on extrait du chanvre (cannabis indica). C'est peut-être la substance la plus curieuse qui existe sous le rapport des phénomènes singuliers que son introduction détermine dans l'économie.

On a dit qu'elle produisait l'extase, je crois que l'on s'est trompé ; j'en puis parler savamment, car je l'ai expérimenté sur moi-même et voici les singuliers phénomènes que son emploi a produits.

On m'avait dit que 5 centigrammes suffisaient pour amener cet état particulier dans lequel l'homme semble perdre toute spontanéité pour devenir simple spectateur des phénomènes singuliers qui se passent en lui. Je pris donc 5 centigrammes, et, comme après un temps assez considérable je n'observais rien, j'en avalai 5 autres; mais rien ne survint encore. Je doutai alors de son efficacité, et j'en repris immédiatement 10 autres, ce qui faisait en tout 20 centigrammes. Cependant je ne remarquai encore absolument rien. Je m'arrêtai là, remettant l'expérience à un autre jour. Un soir donc j'en pris en une seule fois 20 centigrammes, et, comme deux heures après je n'avais rien éprouvé, je repris deux nouvelles pilules de 5 centigrammes chacune, croyant qu'il ne surviendrait encore aucun phénomène; mais je fus cruellement détrompé.

Tout-à-coup, au milieu de la nuit, je fus réveillé en sursaut dans un état d'angoisse inexprimable (il était environ deux heures du matin, les dernières pilules avaient été prises à onze heures). Il me semblait qu'à chaque instant j'allais étouffer.

Je restai pendant quelques minutes dans cet état; puis survinrent des palpitations de cœur, qui, d'abord peu intenses, augmentèrent graduellement d'intensité; je crus que le cœur allait se déchirer et mon sang se répandre à l'extérieur. Elles disparurent pour faire place aux phénomènes suivants : ma vue se troubla, ma chambre changea complètement de couleur, meubles, murs, croisées, maisons d'en face, tout devint rouge de feu. Les objets commençaient à grandir et à prendre des proportions extraordinaires. Je les voyais pour ainsi dire augmenter sous mes yeux. Les illusions cessèrent enfin, et, quoique la nuit répandît dans la pièce des ténèbres assez épaisses, l'obscurité devint beaucoup plus profonde qu'elle ne l'était en réalité; puis tout changea de nouveau, et je vis tout en bleu.

A peine cette couleur bleue azur avait-elle envahi les objets qui m'entouraient que je fus repris de nouvelles palpitations de cœur, qui se présentèrent avec les caractères déjà indiqués. L'accès n'avait pas disparu que je commençais à entendre très-distinctement des bruits de cloche. Je crus sérieusement un instant que l'on sonnait le tocsin. J'entendais depuis quelque temps ce bruit, lorsque tout-à-coup une voiture, passant sous ma fenêtre, affecta de la manière la plus vive et la plus désagréable l'organe de l'audition.

A partir de ce moment, les hallucinations de l'ouïe devinrent très-intenses : je me crus transporté dans une cour de messageries; j'entendais de tous côtés des bruits de voitures, des cochers criant après leurs chevaux, faisant claquer leur fouet. C'était un brouhaha, un tapage infernal; je crus en perdre la tête. Mais petit à petit tous ces bruits disparurent, et pour le moment tout rentra dans le calme.

Bientôt j'éprouvai de nouveau des palpitations accompagnées d'une angoisse qui, au lieu de disparaître, ne fit qu'augmenter. Je croyais à chaque instant que j'allais étouffer. J'eus des craintes sérieuses pour ma vie, et je me mis à souhaiter ardemment la disparition de tous ces accidents. Mais il n'en fut rien.

A peine les palpitations furent-elles terminées que je sentis mon corps parcouru par une chaleur inaccoutumée. Tantôt c'étaient les jambes, tantôt c'étaient les bras qui en éprouvaient la douce influence; de plus, des bouffées de chaleur me remontaient de l'hypogastre vers le thorax, puis vers la tête. J'eus aussi alors des hallucinations de l'odorat extrêmement désagréables. Jamais de ma vie je n'avais ressenti pareilles odeurs; elles se rapprochaient de celles qu'exhale la sueur chez certains phthisiques.

Pendant cette période, je n'eus point de palpitations, mais l'angoisse persista et ne fit qu'augmenter; de plus, je commençais à éprouver de temps en temps le besoin de vomir. Je vomis enfin quelques glaires, mais ce ne fut qu'après des efforts inouïs, pendant lesquels je ne pus m'empêcher de pousser quelques cris. Ma mère qui couchait dans une pièce voisine se réveilla, et, me croyant indisposé, me fit un verre d'eau sucrée et me l'apporta. J'en bus quelques gorgées; mais je trouvai sa saveur tellement forte que je ne voulus plus en boire. Suivant toute probabilité, le haschisch agissait dans ce moment sur le goût.

Bientôt enfin ces phénomènes disparurent; je n'éprouvai plus d'envies de vomir; seulement la tête me tournait. Je me levai (il était environ sept heures du matin) et m'habillai. En me regardant dans une glace, je me trouvai tout décomposé; mes yeux étaient brillants, la face complètement pâle.

Vers les huit heures, tout était rentré dans l'ordre; et je pus vaquer à mes occupations comme si de rien n'était.

Toutes les sensations que j'ai éprouvées avaient été extrêmement désagréables, extrêmement pénibles. Un semblable début ne devait pas m'engager à recommencer. Cependant, comme je voulais en avoir le cœur net et savoir réellement ce qu'il fallait croire sur l'action de cette substance, je résolus de recommencer, mais seulement en employant une dose beaucoup moins forte. Je n'ai pris donc que 15 centigrammes, la moitié de la quantité que j'avais ingérée précédemment. Je les pris de plus à jeûn et non après le repas, comme je l'avais fait pour les premières. Je croyais qu'avec une dose si faible je n'éprouverais aucun phénomène, puisque quelque temps auparavant avec 20 centigrammes je n'avais rien vu survenir; mais je me trompais encore cette fois.

En effet, environ deux heures après je me sentis mal à mon aise. Dire ce que j'éprouvai alors serait impossible. Bientôt cependant je ne pus avoir aucun doute; j'eus des palpitations, mais d'une intensité moyenne et revenant par accès. J'en eus plusieurs, puis je restai quelque temps sans rien éprouver. Mais au bout d'un quart d'heure je sentis dans la région lombaire une partie beaucoup plus chaude que le reste du corps; on aurait dit que je tournais le dos au soleil. Au bout de quelques minutes ce phénomène disparut; seulement je me sentis la tête toute lourde. J'avais à sortir; je devais me rendre à une réunion qui avait lieu ce jour-là. Je sortis donc, pensant que l'influence de l'air dissiperait un peu ces accidents; mais à peine dans la rue je me repentis de ma témérité, car à la hauteur de l'hôtel Cluny je fus pris d'hallucinations très-fortes : il me semblait que la rue des Mathurins était extrêmement longue, tellement longue que je croyais n'en voir jamais la fin; plus j'avançais et plus elle reculait. Mais l'illusion ne se borna pas là : je crus distinguer plusieurs rues des Mathurins avec les personnes qui s'y promenaient; j'avais devant les yeux comme un miroir qui m'aurait renvoyé un nombre de fois indéfini l'image d'un même objet.

J'arrivai avec beaucoup de peine rue de la Harpe, et pour cette rue j'éprouvai encore le même phénomène. Je montai dans la maison où je devais aller sans trop savoir ce que je faisais, et m'assis immédiatement en entrant. Je n'éprouvai d'abord rien; mais bientôt la pièce dans laquelle je me trouvais se transforma : elle devint très-grande, immense même; sa coloration, au lieu d'être verte, devint d'un beau jaune, et tous les objets situés dans son intérieur revêtirent une teinte dorée. L'appartement enfin acquit pour moi ces tons délicieux si recherchés par les peintres; ce n'était plus la nature que j'avais devant les yeux, mais un tableau de Rembrandt ou d'un autre coloriste de la même école. Mais j'oublie de signaler un phénomène curieux et d'une importance très-grande sous le rapport physiologique : il consiste dans la possibilité de distinguer les choses telles qu'elles sont réellement, pendant un temps très-limité cependant. Dans la rue des Mathurins, il y eut même un moment où d'un œil je voyais la réalité, tandis que de l'autre j'apercevais ce que j'ai indiqué plus haut.

Mais revenons aux hallucinations. Les personnes qui m'entouraient changèrent complètement d'aspect. Ainsi, sur le corps de l'une d'elles je vis la tête d'un empereur romain; sur un autre celle d'une personne de ma connaissance. J'éprouvai en même temps un besoin inextinguible de rire; malgré tous mes efforts, je ne pus même m'empêcher de sourire un peu.

A ce moment les hallucinations de l'ouïe commencèrent, et pour la première fois j'éprouvai une sensation agréable : j'entendis une musique délicieuse qui semblait être faite dans une église éloignée; l'orgue se faisait entendre de temps en temps, mais tout doucement; de jeunes filles y mêlaient leurs fraîches voix. Pour mieux les écouter je me penchai du côté d'où provenaient les sons, sans toutefois le laisser trop apercevoir, car je conservai encore assez ma présence d'esprit pour comprendre que si l'on venait à savoir la réalité j'aurais été la risée de tout le monde qui m'entourai.

A peu près à ce moment une personne m'adressa la parole : je ne lui répondis pas, n'ayant entendu qu'un léger bruit auquel il m'était impossible d'assigner une signification. Du reste j'aurais été incapable de répondre ; la mémoire m'avait complètement abandonné, et dans ce moment si l'on m'avait seulement demandé où je demeurais, je n'aurais pu le dire.

La même personne me parla de nouveau. Je l'entendis un peu cette fois, et je fis un effort énorme sur moi-même pour lui répondre. J'aurais donné tout au monde pour qu'on me laissât tranquille. Ce n'était pas l'ennui de parler, c'était l'impuissance où j'étais de le faire. Cependant je lui répondis, ou du moins je crus le faire ; mais il n'en fut pas ainsi, car elle me sembla ne m'avoir nullement entendu. Ainsi je parlais très-bas croyant parler très-haut, et même avoir crié. Dans ce moment une chaise tomba tout-à-coup par terre ; le bruit m'en fut transmis immédiatement par un son très intense, et je sentis les vibrations de la membrane du tympan.

Tous ces phénomènes diminuèrent peu à peu d'intensité. Vers le soir je n'éprouvai plus rien ; seulement ma tête était lourde, et il me fut complètement impossible de me livrer à aucun travail intellectuel. Ma figure était fatiguée, l'œil tellement brillant qu'un de mes amis m'ayant rencontré dans la rue me demanda en riant si je n'avais pas bu un peu trop. Je me couchai de bonne heure. Le lendemain, je me levai et sortis. Les objets me semblaient être revenus dans leur état naturel ; seulement la perspective me trompait encore : il me semblait que les rues et les allées d'arbres étaient plus longues que d'ordinaire ; elles me paraissaient ne devoir jamais finir. Cependant vers la fin de la matinée tout avait disparu, et je me retrouvai dans mon état normal.

En parlant de la perte des facultés intellectuelles, j'ai oublié de mentionner un fait important : c'est l'impossibilité où j'étais de mesurer le temps. Une minute me paraissait un siècle; il me semblait que j'étais resté deux heures dans la rue des Mathurins; je croyais ne jamais pouvoir en sortir. Or sa longueur, comme tout le monde le sait, n'est pas très-considérable.

Dans tout ce qui précède deux choses ont dû frapper le lecteur : la première, c'est le début des hallucinations; la seconde, leur marche.

Les hallucinations ont été précédées, dans la première expérience, de palpitations d'une violence extrême ; j'ai éprouvé alors ce que l'on ressent à la suite d'une émotion vive. Ces battements qui commençaient par ne pas être trop accélérés, augmentaient au fur et à mesure que l'accès avançait, et au moment de sa cessation ils devenaient tellement fréquents qu'il aurait été impossible d'en compter le nombre.

Dans la seconde expérience, il y a encore eu les mêmes palpitations, se présentant avec les mêmes caractères : seulement elles étaient beaucoup plus faibles.

Il semble donc résulter de ceci, qu'avant d'agir sur le cerveau le haschisch commence par modifier la circulation, puisque les phénomènes du côté de l'intelligence ne sont apparus dans tous les cas qu'après ceux du côté du cœur. Lorsque les uns cessaient, alors seulement commençaient les autres.

La marche a été aussi très-intéressante. Dans la première expérience, le goût, l'odorat et le toucher, qui sont placés dans la même catégorie, ont été influencés en même temps, tandis que la vue et l'ouïe l'ont été séparément et à des intervalles différents. Dans la seconde, où les phénomènes se sont présentés avec une intensité beaucoup moins grande, les choses se sont passées différemment; les hallucinations de la vue et de l'ouïe ont marché ensemble, et pendant que je voyais l'empereur romain j'entendais cette musique mélodieuse qui m'a si vivement impressionné. Deux sens de la deuxième catégorie n'ont pas été influencés dans cette seconde expérience; il n'y a eu que le toucher. Par conséquent on ne sait pas encore si ici le haschisch aurait agi sur les trois sens à la fois. Cependant il en résulte un fait important, c'est que dans les deux expériences la division physiologique des sens a été maintenue. Mais que faut-il conclure de tout cela? Que l'histoire si intéressante des hallucinations est loin d'être faite, malgré les beaux travaux entrepris dans ces dernières années sur ce sujet, et qu'il reste encore à l'observateur une mine féconde à exploiter.

CHAPITRE IV.

DES FACULTÉS DE L'AME.

§ I.

Nous entrons ici dans les ténèbres. Il est vraiment curieux de voir l'homme si savant pour tout ce qui peut lui procurer des jouissances, et si peu instruit quand il s'agit de la connaissance de la plus belle partie de lui-même. Cependant n'allez pas croire qu'il n'y ait pas eu des âmes d'élite qui s'en soient occupées, il y a eu, grâce à Dieu, des philosophes, il y en aura encore, mais quoiqu'ils fussent pour la plupart de grands génies, ils ont en somme peu avancé la question. Ce n'est pas de leur faute, mais c'est plutôt celle de leur éducation et du peu de connaissances physiologiques et médicales qu'ils possédaient; ils décrivaient des choses qu'ils n'ont jamais vu, dont ils ne connaissaient pas le premier rouage, comment voulez-vous qu'ils fissent quelque chose de stable, de complètement vrai? Ce n'est pas au philosophe d'étudier les facultés intellectuelles, c'est au physiologiste, et ce n'est pas à coup de plume qu'il faut qu'il bâtisse ce nouvel édifice, mais bien à coup de scalpel.

En lisant les ouvrages de philosophie, on est vraiment frappé du vague, de l'indécision qui règne encore sur cette partie des connaissances humaines, et l'on se demande comment des esprits aussi éminents que les auteurs de ces ouvrages ont eu assez de fermeté pour écrire des choses sur lesquelles on sent à chaque instant qu'ils ne sont nullement édifiés. D'après ceci, on croira peut-être que je vais entreprendre l'histoire des facultés intellectuelles autrement qu'elles n'ont été faites jusqu'à présent, peut-être en serait-il ainsi, si je n'avais pas ici à traiter de l'hygiène. Je me contenterai donc de les énoncer, en disant tout ce qu'il faut que vous sachiez sur chacune d'elles.

§ II.

Des Facultés intellectuelles.

La première de toutes, suivant la plupart des philosophes, est l'attention; c'est celle qui permet à une autre faculté de concentrer en elle à un instant donné, toutes nos forces intellectuelles au détriment des autres.

Quand, par exemple, l'homme a l'intention de se rappeler une chose, il empêche les autres facultés de fonctionner et ne permet plus à la mémoire que de travailler. L'attention est donc une faculté tout-à-fait à part et l'emportant de beaucoup sur toutes les autres, puisqu'elle agit d'une manière souveraine sur elles. Elle exerce même sa puissance sur les sens, car quand on est très-préoccupé, par exemple, que par conséquent l'attention est très-vivement excitée, on ne voit ni on n'entend rien de ce qui se passe autour de soi.

Lorsqu'elle est tendue pendant quelque temps, elle se fatigue beaucoup et il peut en résulter des troubles graves du côté du cerveau. C'est assez dire combien elle doit être ménagée, principalement chez l'enfant; je crois même qu'il est de bonne hygiène de ne l'exercer que quand il a acquis l'âge de huit à neuf ans. Jusques-là, il faut le laisser complètement libre de toutes ses actions et ne préoccuper sa petite intelligence de rien absolument.

Les autres facultés qui viennent ensuite et qui peuvent être groupées dans la même classe sont la mémoire, le jugement et l'imagination.

La mémoire consiste dans la faculté que nous avons de conserver le souvenir d'une impression déjà reçue; son étude serait très-intéressante et nous démontrerait qu'il y a plusieurs espèces de mémoires: celle des lieux, des noms, des nombres, des images et des couleurs, etc., qu'il y a des personnes qui les possèdent presque toutes et qu'il y en a d'autres qui n'en possèdent qu'un certain nombre, qu'en revanche, dans ce cas, celles qui existent sont très-développées, mais je crois devoir m'arrêter à cette simple énumération.

J'ajouterai seulement que l'on doit toujours chercher quel est le genre de mémoire le plus développé, afin d'en augmenter la puissance autant que possible par l'étude. Il faut toujours aussi l'examiner, quand on prend une profession, et c'est d'après cet examen que l'on doit faire son choix. Lorsque l'on se trompe sur sa valeur, on rend les hommes pour ainsi dire inférieurs à eux-mêmes; car ils se servent alors d'une faculté qu'ils ne possèdent que très-imparfaitement et quelquefois nullement.

La mémoire est généralement très-grande chez les enfants; c'est donc à cette époque qu'elle doit être exercée, et c'est ce qui se fait ordinairement. Cependant, il ne faut pas le faire par trop, car on finirait par la fatiguer. Chez l'adulte, elle est beaucoup moins active; chez le vieillard, elle diminue tellement que quelquefois même, elle semble disparaître complètement.

On appelle jugement, la faculté que l'homme a d'établir un terme de comparaison entre deux choses. Si je regarde deux objets de même nature, et que l'un soit plus volumineux que l'autre, j'en conclus que l'un est plus lourd que l'autre. J'ai établi un jugement, mais, au lieu de deux objets, on peut supposer deux idées, c'est-à-dire, deux choses complètement immatérielles et qui, cependant, résultent d'impressions déjà reçues. Vous le voyez, nous parvenons ainsi, petit à petit, à nous rendre compte du mécanisme employé par la nature pour arriver aux travaux de l'intelligence.

Quant à l'imagination, elle est formée par la réunion des deux premières. En examinant sérieusement ce que c'est, on trouve, en effet, qu'elle consiste dans la possibilité qu'ont certaines personnes, de pouvoir réunir un nombre de faits acquis par la *mémoire*, de manière à donner naissance à un tout, ayant une physionomie spéciale et tout-à-fait propre. Cependant, comme on le voit, le point de départ est toujours un fait acquis; sans cette condition, l'imagination ne peut exister.

Il y a des personnes, chez lesquelles ces différentes facultés sont toutes assez développées; chez d'autres, au contraire, une d'entre elles prédomine; chez d'autres enfin, il peut en manquer une. De là, ces états si bizarres, ces troubles si graves de l'intelligence, qui sont la source de ce que l'on est convenu d'appeler *folie*.

Ces facultés, comme l'attention, sont toujours peu prononcées dans le premier âge de la vie, mais avec les années, elles acquièrent une nouvelle énergie; quand on veut les développer, on les exerce absolument comme lorsque l'on désire augmenter ses forces corporelles, on emploie l'exercice, mais il ne faut jamais que cet exercice soit immodéré; s'il dépasse les bornes, il cesse d'être utile et devient complètement nuisible, comme cela se remarque aussi pour l'emploi de nos forces.

Ainsi donc, il faut faire travailler l'intelligence de l'enfant, mais seulement, ainsi que je l'ai déjà dit pour l'attention, lorsqu'il a acquis un certain développement et pendant un certain temps, car, au lieu de le faire avancer, on ne réussirait qu'à affaiblir les facultés qu'il peut augmenter; mais ce ne sont pas les seuls accidents, et souvent, à la suite de ce genre d'excès, on voit survenir des affections graves, telles que la méningite ou la fièvre cérébrale; la circulation par trop active du cerveau, dans ce cas, en rend parfaitement compte. On voit encore arriver, à la suite de travaux intellectuels considérables, des hémorrhagies cérébrales, ou bien encore des maladies mentales. Enfin, quelquefois, les troubles ne s'arrêtent pas aux facultés intellectuelles, le physique lui-même se trouve profondément modifié, les forces diminuent et l'exercice musculaire est supporté avec peine.

§ III.

Des Passions.

Les passions sont des dérivés des penchants, quand ces derniers sont poussés trop loin, ils constituent les passions.

Les penchants ou les passions sont nombreuses : c'est 1°. le besoin de possession qui revêt plusieurs formes ; l'amour, l'amour paternel et maternel, l'amour des richesses, de la gloire, etc., sont des variétés de ce besoin de possession. Vient ensuite la colère, la gourmandise, la paresse, la jalousie, dont l'envie n'est qu'une variété.

La tristesse et la joie ne sont pas des passions, mais elles réagissent fortement sur elles de manière souvent à les produire ; la première tient surtout à un état général, et ne se développe que quand toutes les fonctions sont dans l'atonie. La joie dépend aussi, sans contredit, d'un état général consistant dans une sorte de surexcitation de toutes les fonctions. Personne n'est plus gaie qu'après un bon repas, c'est-à-dire lorsqu'il y a afflux de principes nutritifs, pouvant déterminer une excitation toujours assez prononcée.

Si la tristesse et la joie ont de l'influence sur le développement d'un certain nombre de passions, les passions elles-mêmes n'en ont pas un moins grand sur l'organisme tout entier ; tout le monde, du reste, le sait et l'a éprouvé, ce n'est pas seulement le système circulatoire qui se trouve modifié, c'est aussi celui de la respiration, celui même des sécrétions. Les altérations qui surviennent alors, quoique inappréciables, sont assez profondes pour déterminer la mort presque immédiate d'un grand nombre de personnes.

Si elles ne présentaient encore que ces inconvénients, il n'y aurait encore que demi-mal, mais ils sont encore le point de départ de tous les tourments de l'homme, et ce sont aussi elles qui sont la cause de la plupart de ses souffrances soit morales, soit même physiques. Il faut donc, autant que possible, s'efforcer de les affaiblir; la difficulté est grande; cependant, lorsqu'on s'y prend de bonne heure, le plus souvent on y réussit. C'est pour ces raisons que l'on ne saurait être trop sévère vis-à-vis des enfants et que l'on ne doit jamais céder à leurs caprices.

En se conduisant ainsi, on les habitue à se dompter de bonne heure, et on les rend capables de réprimer leurs passions qui, naissantes, ne feront qu'augmenter et qu'acquérir une plus grande intensité avec les années.

CHAPITRE V.

DU SOMMEIL.

§ I.

Des Modificateurs du Sommeil.

Le sommeil est le repos de toutes les fonctions qui sont soumises à l'empire de la volonté, les phénomènes de la vie involontaire persistant; c'est le repos de la volonté et d'une autre faculté qui n'est qu'une modification de la volonté, de *l'attention*.

Il est indispensable, et si l'on y résiste pendant quelque temps, il faut toujours qu'on finisse par y succomber malgré tous ses efforts, efforts qui, comme on le sait, n'en sont pas moins dangereux.

Le sommeil varie beaucoup suivant l'âge, le sexe, la constitution et le tempéramment des individus, enfin suivant les climats.

Dans le jeune âge, il est très-fréquent; les enfants ne font alors que deux choses *boire* et *dormir*. Comme je l'ai déjà dit, il ne faut jamais essayer de leur enlever le sommeil qui leur est si indispensable.

Il n'est pas non plus nécessaire de le provoquer ; quand ils ne dorment pas, c'est qu'ils ne peuvent pas dormir, c'est qu'ils sont sous l'influence d'une cause d'irritation variable, mais toujours constante. Alors on ne doit pas les bercer, mais plutôt rechercher ce qui les fait crier.

Dans un âge plus avancé, sa nécessité devient moins impérieuse, et l'on peut s'en passer pendant un certain temps, sans en éprouver de graves accidents; cependant, il ne faut pas que cela se prolonge trop longtemps : car il arrive un moment ou rien au monde ne pourra permettre de s'y soustraire sans compromettre ses jours. Ces remarques sont encore beaucoup plus applicables à la vieillesse.

Le sexe n'apas d'influence sur le sommeil, cependant, il est bon de faire remarquer que sa durée est généralement plus considérable chez les femmes que chez les hommes.

La constitution et le tempérament ont, au contraire, une certaine influence sur le sommeil; ainsi, chez les individus a tempérament sanguin, il est lourd, profond, et, quoiqu'on fasse, très-fréquent. Chez les personnes nerveuses, très-vives, il est beaucoup moins long.

Dans les pays chauds, enfin, on doit dormir beaucoup plus que dans les pays froids, et, plus la température est élevée, plus le sommeil devient impérieux ; la sieste et la méridienne sont alors indispensables pour réparer certaines pertes qui sont faites et auxquelles la nourriture ne peut pas suffire à cause du peu d'activité des fonctions digestives dans ces climats.

L'alimentation elle-même agit sur le sommeil et d'une manière très-marquée; tout le monde sait, en effet, qu'après le repas, ce besoin est souvent tellement pressant, qu'on est dans l'impossibilité d'y résister. Les travaux intellectuelles qui fatiguent beaucoup, en congestionnant le cerveau, et aussi les excès de tous genres sont dans le même cas.

Il est difficile de lui assigner des limites bien exactes. Plus l'homme se fatigue, soit physiquement, soit intellectuellement, plus il faut qu'il soit prolongé ; cependant, on ne suit pas généralement cette loi si raisonnable, et l'on donne environ sept heures par jour au sommeil, quels que soient les conditions dans lesquelles on est placé.

Au réveil, l'homme se trouve complètement changé; il se sent à son aise, prêt à reprendre sa vie et ses misères, prêt à les supporter de nouveau, pour recommencer le lendemain. Quand le sommeil a duré trop longtemps, au lieu de se trouver délassé, plus fort, plus alerte ; il se sent lourd et apathique. Il en est de même, quand l'alimentation est par trop abondante, et que l'exercice est peu considérable.

§ II.

Des Variétés du Sommeil.

Le sommeil présente plusieurs variétés qui sont 1°. le sommeil complet ; 2°. le sommeil incomplet. Le sommeil incomplet est celui qui s'accompagne de rêves. Quand ils n'existent pas, on dit au contraire qu'il est complet.

Dans cette variété tout dort, excepté les fonctions végétatives; dans le sommeil incomplet, il n'y a qu'une chose d'anéantie, la volonté.

Le *sensorium commune* peut alors être impressionné par des images déjà gravées dans la mémoire depuis un temps plus ou moins considérable, il semble alors qu'il possède des yeux, des oreilles, une langue semblable à celle qui fonctionne, lorsqu'il ne dort pas.

Tout ceci doit frapper le lecteur et le conduire, s'il y réfléchit bien, a admettre que les parties du cerveau qui reçoivent les impressions sensoreilles, reçoivent aussi celles qui existent déjà toutes formées en lui. En d'autres termes, le cerveau entend, voit, sent, parle même de deux manières, physiquement et intellectuellement, et ce qui prouve bien que c'est la même partie qui est affectée à ces deux usages, c'est que, lorsqu'on est sous l'influence de l'une d'entre elles, on est dans l'impossibilité de recevoir l'impression de l'autre. Quand vous regardez, par exemple, un paysage magnifique, si vous voulez vous en figurer un autre, dont il vous rappelle le souvenir, il faut que vous cessiez de regarder complètement celui que vous avez sous les yeux.

Lorsque vous êtes sur le point de vous endormir, vous vous trouvez dans les meilleures conditions pour que les impressions internes agissent, car les perceptions externes ont complètement cessé; elles sont donc extrêmement vives, souvent même tellement vives, qu'elles peuvent constituer un état particulier, auquel on a donné le nom d'état d'hallucination. Dans ce cas, les sensations internes, se transforment de la manière la plus complète en sensations externes.

Quand cet état fait des progrès, le sommeil n'est plus

nécessaire à leur développement et elles se produisent au milieu du jour.

Les hallucinations de l'ouïe sont les plus fréquentes ; cela s'explique facilement : car le plus souvent, le bruit n'existe pas et permet aux facultés internes d'agir et de donner naissance aux hallucinations de l'ouïe. Quand vous faites du bruit près d'un halluciné, il voit le plus souvent ses hallucinations cesser, quel que soit, du reste, le degré de leur intensité.

Pour l'hallucination de la vue, c'est identiquement la même chose. Dans un mémoire d'un aliéniste très-distingué, de M. Baillarger, il est raconté l'observation curieuse d'un halluciné qui n'avait qu'à fermer les yeux pour voir passer devant lui les images les plus singulières ; mais ce n'est pas le seul cas, et un peu plus loin sont rapportées un grand nombre d'observations, où il est dit que, dès que les malades étaient placés dans l'obscurité, ils étaient pris d'hallucinations de la vue.

Enfin, il faut se rappeler encore ce qui se passe, quand on prend une des substances que nous avons étudiées précédemment, et on y trouvera encore de nouvelles preuves à l'appui de cette théorie. La pupille se dilate alors, on ne peut plus voir ou bien l'on voit tout trouble, et, tant que ces phénomènes existent, les hallucinations persistent aussi.

§ III.

De la Somnolence.

La somnolence est un sommeil pesant, plutôt fatiguant que réparateur. Il est dû à une congestion légère du cerveau, provenant d'un afflue trop considérable de sang ; cet état se produit souvent dans le cas d'oxygénation incomplète du sang. Souvent même, lorsque cette augmentation est par trop insuffisante, le sommeil devient léthargique.

§ IV.

Du Somnambulisme.

Les actes du somnambulisme sont extraordinaires et inexplicables. Ainsi, voici un individu qui peut, sans que le moi intervienne, faire usage de toutes ses facultés, qui peut écrire, lire, s'occuper d'une foule de travaux, sans qu'il en ait nullement conscience, et bien qu'il soit plongé dans le sommeil le plus complet; car, si l'on vient à le réveiller, tous ces phénomènes disparaissent immédiatement et sont remplacés par d'autres complètement physiologiques.

En présence de pareils faits, on cherche une manière de les expliquer, mais l'esprit s'arrête et ne trouve pas le moindre indice qui puisse le mettre sur la voie. Y aurait-il chez l'homme quelque chose de plus que chez les animaux? et ce quelque chose qui pourrait, lui aussi, avoir besoin de repos, ne serait-il pas ce qui nous donne la faculté de savoir ce que nous sommes? C'est une question que l'on peut se faire, mais que l'on ne doit pas essayer de résoudre.

Ce qu'il y a de positif, c'est que tous les phénomènes qui se passent dans l'état de somnambulisme restent complètement inconnus à la personne qui les éprouve, de sorte qu'elle ne les connaît que par ce que l'on lui dit et par ce qu'elle trouve dérangé le matin à son réveil.

SECTION VI.

GENITALIA.

CHAPITRE Ier.

DU MARIAGE.

§ I.

De son utilité.

On ne le croirait pas, cependant, il en est ainsi, le mariage est une des choses qui favorise le plus la conservation de l'homme.

La vie plus régulière qu'il mène, l'usage plus modéré qu'il fait des plaisirs, les soins dont il est entouré de la part de sa femme et de ses enfants, sont autant de causes propres à maintenir l'homme dans l'état de santé le plus convenable, et par conséquent le plus capable de prolonger d'autant son existence.

Chez les femmes, bien qu'elles soient alors sujettes à plusieurs affections assez graves, la remarque est encore complètement vraie. Il faut tout de suite reconnaître que chez les femmes mariées, la position est en général bien meilleure que lorsqu'elles ne le sont pas, que, de plus, elles sont placées dans des conditions qui ne leur permettent pas d'abuser de bien des choses, dont elles ne se privent pas quand elles ne sont pas mariées.

Ainsi donc, considéré d'une manière générale, le mariage est utile, le plus souvent, indispensable. Il remplit, de plus, un but du Créateur qui, si les hommes ne s'y conformaient, pourrait modifier assez promptement le monde.

La loi l'a permis à quinze ans chez les filles, à dix-huit chez les garçons; on ne peut pas établir de règle bien fixe sur ce point, mais généralement il doit se faire beaucoup plus tard, et ainsi que nous l'avons déjà vu, il ne faut le permettre chez la femme, la plupart du temps, qu'à l'âge de dix-huit ans; chez l'homme, qu'à celui de vingt-cinq. Les personnes qui ont fait la loi, ne devaient pas se connaître beaucoup en anatomie et en physiologie, car, à l'âge qu'elles indiquent, il arrive souvent, pour ne pas dire toujours, que les organes destinés à la reproduction, sont loin d'être complètement formés, et que les produits auxquels ils peuvent donner naissance, sont toujours plus ou moins imparfaits.

§ II.

Fécondité et Stérilité.

La fécondité s'observe le plus souvent, cependant la stérilité est encore assez fréquente dans les mariages.

Chez la femme, la stérilité est due à un grand nombre de causes qui tiennent soit à des vices de conformation, soit à l'absence de la menstruation, soit enfin à différents troubles du côté des organes de la génération, antéversion, rétroversion, métrite chronique et aiguë.

Les causes générales peuvent aussi chez elle la déterminer. La faiblesse de constitution, une santé habituellement mauvaise, les maladies chroniques sont dans le même cas.

Chez l'homme, nous trouvons comme pouvant se produire différents vices de conformation des organes génitaux, sur lesquels je crois qu'il est de mon devoir de ne pas insister.

Les causes générales ont, du reste, une importance beaucoup plus grande sur sa production; ces causes sont les excès vénériens, la faiblesse primitive de la constitution, les pertes considérables de sang, etc.

La stérilité provient plutôt de l'homme que de la femme. Cependant, elle est encore assez rare, et le plus souvent même peut-être, la fécondité est trop abondante pour le bonheur du genre humain.

CHAPITRE II.

DE LA GROSSESSE.

§ I.

Des accidents qui surviennent pendant la Grossesse.

Il me reste maintenant à étudier quelles sont les modifications qu'apporte la fécondation chez la femme, et à faire connaître les différentes règles hygiéniques propres à cet état.

La femme, une fois fécondée, devient grosse, c'est-à-dire que le fruit qu'elle porte en elle, augmentant tous les jours de volume, chasse au-devant de lui les organes qui gênent son passage. Plus la grossesse est avancée et plus ce refoulement est considérable. On comprend donc que ce refoulement puisse enfin déterminer des accidents assez graves; ils sont dus à la compression de l'estomac à celle du diaphragme, enfin à celle des gros trous utériels et vimeux qui se trouvent situés dans l'intérieur de l'abdomen.

Voyons d'abord ce que le refoulement de l'estomac produit, nous passerons ensuite au diaphragme. Le refoulement de l'estomac est l'origine des vomissements; ils arrivent ordinairement le quatrième ou le cinquième mois, et peuvent devenir tellement abondants et surtout si fréquents qu'ils finissent par épuiser et par occasionner la mort. Quand ils ne vont pas jusque là, ils affaiblissent beaucoup et rendent la grossesse très-pénible en même temps que très-laborieuse. Heureusement, et je dois le dire ici, cet accident, avec cette intensité, est beaucoup moins fréquent qu'on ne le croit généralement; on ne peut cependant disconvenir que pendant la grossesse, ces vomissements ne reviennent assez souvent, mais ils sont tellement éloignés les uns des autres que l'on ne doit pas les regarder comme constituant véritablement un état morbide.

Les viscères, repoussés de toutes parts, comprimés qu'ils sont par l'utérus qui augmente de volume tous les jours, finissent par comprimer le diaphragme qui, réagissant sur les poumons, les comprime aussi et détermine une gêne plus ou moins grande de la respiration, gêne qui devient quelquefois intolérable; ils empêchent aussi les contractions de se produire, mais la nature y a pourvu, car la respiration, chez la femme, se fait principalement par les côtes.

Quant à la compression des gros vaisseaux, elle donne lieu aux varices qui s'observent si souvent pendant la grossesse, à l'adème des membres inférieurs, et ce qu'il y a de remarquable, c'est que les varices ou bien l'adème n'attaquent pas quelquefois les deux membres à la fois, mais seulement un des deux, soit le droit, soit le gauche. Cela tient très-probablement à la position que prend l'enfant dans le sein de sa mère qui, en se penchant d'un côté ou de l'autre, comprime les vaisseaux de droite ou de gauche.

Tous les accidents que nous venons d'énumérer, la femme ne peut s'y soustraire, et il faut qu'elle s'y soumette ; ceux que nous allons maintenant passer en revue, peuvent être prévenus en partie par elle, ce sont l'avortement et les syncopes.

L'avortement est le plus souvent accidentel ; quelquefois, malheureusement, il est criminel. Lorsqu'il est accidentel, il peut être produit par une sensation morale, vive, ou bien par une chute, ou bien encore par un coup. Il suffit d'un peu de précaution pour éviter toutes ces causes. On ne saurait donc trop recommander la prudence aux femmes enceintes, et les engager à éviter toute espèce d'occasion, capable de leur faire perdre l'objet si fragile qu'ils conservent dans leur sein.

Les syncopes sont le résultat de la faiblesse; elles sont graves en ce qu'elles peuvent occasionner la chute et être une cause d'avortement; on peut y remédier, en donnant à la femme qui les présente, une alimentation abondante et succulente.

On voit encore souvent chez les personnes qui y sont sujettes, des céphalalgies très-fortes, des battements de cœur, de l'essoufflement; autrefois, pour combattre ces accidents, on faisait l'opposé de ce que l'on devait faire, on saignait. Cette habitude pernicieuse qui, au lieu de faire disparaître les accidents, ne faisait que les augmenter, commence à disparaître complètement de la médecine, et il est assez rare de voir des femmes être maintenantsaignées pendant leur grossesse. Cependant, il ne faut pas disconvenir que chez d'autres, cet usage ne soit assez utile, mais c'est chez le plus petit nombre, chez celles qui se trouvent dans des conditions opposées, chez celles qui jouissent d'une santé trop florissante et chez lesquelles la grossesse, au lieu de faire disparaître cet état, ne fait que l'augmenter.

Mais ces cas sont exceptionnels, et la plupart rentrent

dans la première catégorie; chez elles aussi, la nourriture doit être plus fortifiante que jamais, les fatigues moins grandes, les émotions les moins fréquentes possibles, si l'on ne veut pas voir survenir les accidents dont j'ai parlé plus haut.

§ II.

De l'Eclampsie.

La femme, pendant sa grossesse, mais, surtout au moment de l'accouchement est souvent prise de symptômes extrêmement graves, auxquels on a donné le nom de convulsions; lorsque ces dernières surviennent à l'époque de l'accouchement, elles prennent une intensité beaucoup plus grave qu'à aucun autre moment de la grossesse, et il n'est pas rare alors de voir survenir la mort, c'est même le cas le plus ordinaire, on ne saurait donc trop se prémunir contre elle.

Ces convulsions commencent ordinairement par des strabismes en dehors pour un œil, en dedans pour un autre; immédiatement après, tous les muscles de la face entrent en contractions et la paupière supérieure complètement paralysée tombe sur l'œil. Ces contractions gagnent bientôt les muscles du cou, puis ceux de la poitrine, puis enfin ceux du tronc et des muscles inférieurs; elles sont désignées sous le nom de concentriques, parce que les mouvements, au lieu d'aller en divergeant, tendent à rapprocher les membres de la ligne médiane.

La respiration cesse plus ou moins complètement, les battements du cœur sont dans le même cas. Quand enfin, elles sont terminées, la malade tombe dans une prostration extrême, il semble que la vie l'ait abandonnée.

Ces accès ne durent le plus souvent que deux minutes, très-rarement trois; le prolapsus ou coma persiste au contraire pendant un temps beaucoup plus long et ne fait qu'augmenter de durée au fur et à mesure que les accès se répètent. Au bout de deux ou trois, lorsqu'ils se présentent avec tous les caractères que nous venons d'énumérer, les malades meurent.

Cette terrible affection, du reste assez rare, arrive principalement chez les primipares, c'est-à-dire chez celles qui ont un enfant pour la première fois, chez celles où l'on trouve de l'albumine dans les urines, chez celles enfin qui présentent des signes d'œdème.

La gravité doit engager toutes les personnes qui portent intérêt aux femmes enceintes à les surveiller sur ce rapport, et à avoir recours au médecin dès qu'elles voient survenir le moindre accident du côté du système nerveux. Lorsqu'il est appelé au début d'un accès, il peut tout; plus tard, il est seulement simple spectateur d'une mort qu'il ne peut plus empêcher.

CHAPITRE III.

DE L'ACCOUCHEMENT.

§ I.

Du mécanisme de l'Accouchement.

Une question assez intéressante, à cause des conséquences pratiques qui peuvent en découler, est de savoir par quel mécanisme l'enfant, au bout des neuf mois, se trouve expulsé du sein de sa mère.

L'enfant est retenu par une espèce d'anneau d'une longueur assez considérable appelé col.

Pour tous les anatomistes, il se compose de deux ordres de fibres, de fibres circulaires et longitudinales. Avec ces données anatomiques, tout le monde pourra parfaitement comprendre ce qui va suivre.

Plusieurs opinions ont été déjà émises sur l'expulsion de l'enfant du sein de sa mère, mais aucune jusqu'à présent, ne satisfait complètement l'esprit. La première consiste à dire que les fibres du col sont, au moment de l'accouchement, complètement dilatées et qu'elles permettent ainsi l'expulsion de l'enfant; d'autres ont pensé que les fibres circulaires étant entièrement dilatées, se trouvaient dans les conditions les plus favorables pour permettre aux fibres longitudinales qui se prolongent au-dessus du col et entourent l'enfant de se contracter.

Mais ces explications, bien que très-ingénieuses, ne me semblent pas justes, car, s'il en était ainsi, les avortements seraient impossibles; ce qui, malheureusement, est complètement faux. Mais si elles ne sont pas admissibles, on doit en chercher d'autres. Avant d'aller plus loin, il faut cependant reconnaître cette vérité: que dès le commencement de la grossesse, le tissu de la poche, qui contient l'enfant et qui se termine par le col, subit des modifications et change complètement de nature. Ainsi, l'utérus est pour quelque chose dans la production de ce phénomène, mais il n'est qu'une partie du problème et nullement le tout, comme on le pense généralement.

Cet état, cependant, n'est pas complètement nécessaire pour que les contractions utérines se produisent, car souvent on les voit survenir, lors même qu'il n'y a pas de grossesse, mais seulement toutes les fois qu'un corps étranger est contenu dans cette espèce de poche, qui, si petite à l'état ordinaire, acquiert un volume considérable toutes les fois qu'elle contient le produit de la conception.

Voilà un premier point bien établi. Voyons maintenant ce qui se passe, lorsqu'un corps ayant séjourné suspendu à la cavité utérine plus ou moins longtemps, vient à se détacher de ces parois et à se placer au niveau de l'orifice supérieur du col ; il se produit immédiatement des contractions utérines ; la présence d'un corps étranger, ne présentant pas d'adhérence avec les parois de cette cavité et venant se placer au niveau de l'orifice supérieur du col est donc une chose tout-à-fait indispensable à leur production.

Ainsi, en résumé, il est permis d'en conclure que toutes les fois qu'un corps étranger, quel qu'il soit, se trouvera dans l'intérieur de la cavité utérine, et que ce corps ne présentera pas d'adhérence avec les parties voisines, il se produira toujours des contractions, ayant pour but son expulsion au dehors.

Pour le produit de la conception, l'expulsion se fait d'après cette loi. Tant, en effet, que le placenta est adhérent aux parois utérines, quelle que soit, du reste, l'époque de la grossesse, on n'en observe jamais ; mais si, sous une influence quelconque, il y a disposition des phénomènes circulatoires, décollement du placenta, immédiatement il y a productions, contractions utérines qui, au bout d'un laps de temps plus ou moins considérable, amènent l'expulsion du fœtus.

Dans le cas de polype utérin, affection encore assez fréquente chez la femme, les choses se passent de la même manière, tant que le pédicule (1) n'est pas assez long pour permettre au polype de s'appuyer sur le col. Tant que celui-ci est adhérent à la cavité utérine, on

(1) On appelle ainsi ce qui sert de support à la tumeur.

n'observe aucun phénomène, mais aussitôt qu'il se trouve placé dans des conditions opposées, immédiatement les contractions utérines se produisent et font effort pour chasser en dehors ce corps étranger.

La seule difficulté qui reste à lever est de savoir pourquoi l'accouchement se produit à neuf mois, pourquoi il ne se fait pas plus tard ou plus tôt ; mais il est presque impossible de la résoudre, et jusqu'à ce que l'on ait quelque chose de bien positif à cet égard, il vaut mieux s'abstenir. Quand l'expulsion de l'enfant se fait à la suite d'un accident et avant l'époque, les troubles nerveux qui se développent alors rendent compte de la cessation de la circulation, du décollement du placenta et de l'expulsion du fœtus.

§ II.

Des complications de l'Accouchement.

Chez les primipares, l'accouchement est toujours beaucoup plus long, beaucoup plus pénible que chez les autres; l'état, dans lequel se trouvent les organes, explique pourquoi il en est ainsi ; aussi, ne devra-t-on jamais s'étonner de voir l'accouchement se prolonger beaucoup plus que cela ne devrait être chez les femmes qui se trouvent dans ces conditions.

Pour diminuer les douleurs et les faire disparaître, les Anglais sont dans l'habitude de leur faire prendre du chloroforme; cela leur réussit assez bien; mais en France, on n'en fait pas usage, et en cela, on agit sagement. Ce qu'il y a de singulier, c'est que malgré la disparition de tout mouvement, malgré l'absence de tout sentiment, les contractions utérines persistent alors, fait physiologique de la plus haute importance.

Les autres accidents sont les hémorrhagies; elles

peuvent survenir au moment de l'accouchement ou bien après ; elles sont excessivement graves, le plus souvent elles nécessitent la présence du médecin; aussi n'insisterons-nous pas davantage sur ce point.

Vient l'elloupisi, dont nous avons écrit avec soin tous les caractères, afin de mettre en garde les personnes qui soignent les femmes grosses contre ce terrible accident.

On peut en voir survenir encore d'autres à l'époque de l'accouchement, mais ils sont heureusement beaucoup plus rares. Ils dépendent de vices de conformation du bassin, soit accidentels, soit congéniaux. Ces accidents et ceux que nous avons énumérés précédemment sont si inattendus, tellement graves, qu'il faut toute la présence d'esprit de l'homme de l'art, pour soustraire à une mort inévitable la femme qui les offre ; c'est assez dire combien, dans ce cas, la présence d'un médecin est nécessaire et combien aussi est grand le devoir de celui à qui Dieu a remis entre ses mains la vie des hommes.

CHAPITRE IV.

DES SUITES DE L'ACCOUCHEMENT.

§ I.

De l'état Puerpéral.

On désigne sous le nom d'état puerpéral, la suite des différents phénomènes présentés par la femme après l'accouchement. Ces phénomènes sont le gonflement des seins, les lochies, les tranchées utérines, la fièvre et les vergetures de l'abdomen.

Le gonflement des seins est dû à la sécrétion lactée ; il

serait faux de croire qu'il ne se produit qu'à l'époque de l'accouchement, il se fait bien avant et dès le cinquième mois. Les seins grossissent, mais ce n'est qu'apres l'accouchement que le lait monte, suivant l'expression vulgaire. Chez les femmes fortes, bien portantes, cette secrétion est ordinairement très-abondante; chez d'autres, elle est presque nulle, quelquefois même elle n'existe pas; il faut alors que l'on ait recours à des nourrices; mais aussi d'après ce qui précède, toutes les nourrices ne sont pas bonnes. Il existe, à ce sujet, quelques données qu'il est indispensable de faire connaître, afin d'empêcher d'y être trompé.

Les nourrices qui ont de bon lait, l'ont toujours épais et même, plus elles ont donné à têter, plus il est épais. Celles qui en ont peu, l'ont toujours beaucoup plus fluide. Ainsi donc, lorsque vous voudrez choisir une nourrice, ne vous inquiétez pas de savoir si les seins sont ou ne sont pas volumineux, car, pour vous tromper, elles pourraient les laisser se distendre pendant un temps plus ou moins long; mais examinez la nature du lait et choisissez, sans hésiter, celui qui sera le plus consistant.

Quand l'enfant vient au monde, ses intestins contiennent une espèce d'excrément auquel on a donné le nom de méconium. Le premier liquide qui s'échappe aussi du sein de la mère n'est pas du lait à proprement parler; il est légèrement laxatif, et capable, par conséquent, de purger l'enfant et de lui enlever ce méconium, de sorte que la nature n'a rien oublié pour assurer l'existence du nouvel être qu'elle a placé en ce monde.

Ensuite le vrai lait commence à apparaître et devient la nourriture unique de l'enfant jusqu'à l'âge de six ou huit mois. A cette époque, on peut y ajouter un peu de bouillie et de potage, mais on doit le faire avec beaucoup de précaution et en examinant si chez l'enfant il ne survient pas d'accidents; du reste, je l'ai déjà indiqué plus haut, mais ce que j'ai omis de dire, c'est que la secrétion lactée, bien que physiologique, fatigue toujours la femme, et finit presque toujours par donner naissance à des désordres graves.

Elle maigrit, dépérit de jour en jour, et les signes de la phthisie pulmonaire ne tardent pas à apparaître. Combien en ai-je déjà vu qui, fort puissantes, sont mortes après avoir voulu allaiter pendant trop longtemps leur enfant ; car cette terrible affection se développe de préférence chez celles qui ne craignent pas de leur donner le sein jusqu'à l'âge de quinze mois à deux ans. Ces malheureuses ne savent pas que les enfants prennent alors des quantités de lait nullement en rapport avec leur constitution et qu'elles précipitent ainsi leur ruine. Je crois donc qu'il n'existe pas de conseil plus salutaire que celui de les engager toutes à ne prolonger jamais l'allaitement au-delà de dix à douze mois.

Les tranchées utérines qui viennent immédiatement après l'accouchement et qui le plus souvent ne persistent pas, sont dues aux contractions légères de l'utérus qui tend à revenir sur lui-même et à reprendre sa place primitive. C'est un phénomène purement physiologique et sur lequel j'ai cru qu'il était bon d'insister, afin qu'on ne s'en effraie pas.

Les lochies sont déterminées par l'élimination complète d'une membrane tapissant l'intérieur de la cavité utérine et destinée à maintenir le fœtus et ses dépendances; elle est connue sous le nom de caduque réfléchie, par opposition à celle qui enveloppe le fœtus de toutes parts et qui est appelée caduque directe.

Les lochies durent ordinairement de douze à quinze jours. Dans les premiers temps elles sont rouges et composées des traces de membrane ; elles deviennent ensuite sanguinolentes, puis enfin complètement séreuses. Toutes les fois qu'elles marchent régulièrement, les accidents qui s'observent souvent à la suite des couches, ne sont pas à craindre ; quand elles s'arrêtent subitement on peut regarder la femme comme en danger.

Lorsqu'elles sont terminées, tout reste dans l'ordre et le plus souvent la femme revient complètement à la santé ; elle ne diffère des autres que par le lait dont ses seins sont chargés ; encore, quand elle le désire, peut-elle le faire disparaître.

Quelque temps après être accouchée, elle est prise de la fièvre qui, quand elle est entièrement physiologique, dure peu et se présente avec une intensité moyenne.

Ce phénomène est dû, selon toute apparence, à ce qu'après la sortie de l'enfant du sein de sa mère, il y a surabondance de sang, et que ce sang ne trouvant pas assez d'espace pour circuler avec la même lenteur qu'auparavant, accélère sa marche pour tâcher de remédier à ce défaut. Bientôt sous l'influence de la combustion plus active qui s'opère, sous celle de la diète que l'on doit continuer pendant quelques jours, l'équilibre se rétablit et tout rentre dans l'ordre.

Quant aux vergetures de l'abdomen, elles n'ont aucune importance, elles sont dues à ce que les parois abdominales se laissent distendre considérablement, et qu'après l'accouchement, bien que ces parties soient élastiques et reviennent sur elles, elles ne peuvent pas faire disparaître les écaillures, auxquelles la distension trop considérable des parois abdominales a donné naissance.

§ II.

Des complications des Couches.

Ces complications sont de deux natures ; elles peuvent se produire immédiatement après la couche ou bien quelque temps après. J'en parle ici, parce qu'en prenant des précautions, on peut les éviter presque toutes, et que, par conséquent, elles rentrent ainsi dans l'hygiène.

Celles qui viennent immédiatement après l'accouchement, sont premièrement les inflammations de la glande mammaire ou abus du sein, car elles se terminent toujours ainsi ; deuxièmement, la métrite; troisièmement, la métrapéritonite, généralement plus connue sous le nom de péritonite.

Tous ces accidents, pour la plupart si graves, peuvent être cependant évités. Ainsi, on a observé, et cette remarque appartient à M. Dubois, que les femmes qui ne voulaient pas nourrir un seul jour leurs enfants, y étaient beaucoup plus sujettes que celles qui prenaient ce soin, et dans les salles d'hôpital, où les mères gardent les enfants pendant douze jours, on observe très-rarement, pour ne pas dire jamais, des abus du sein; donc, voilà déjà une mesure hygiénique, qui, dans la plupart des cas, peut être de la plus grande utilité.

Pour la métrite, quelques précautions suffisent. Ainsi, elles consistent à faire quelques injections pendant les premiers jours de l'accouchement, de manière à débarrasser l'utérus des différents détritus qui se trouvent dans son intérieur, et dont la présence irrite les parois de cet organe et en détermine l'inflammation.

Pour la métropéritonite, ces soins sont encore plus indispensables, surtout si la chaleur est grande. Il y a encore une précaution qui a bien son importance, c'est celle qui consiste à placer les nouvelles accouchées loin des lieux d'infections, et à les tenir, autant que possible, éloignées les unes des autres. Pendant l'hiver, lorsque les miasmes n'agissent pas, ou que faiblement, cette mesure n'est pas indispensable, mais elle est de première nécessité pendant l'été, et, dès que dans un hôpital de nouvelles accouchées, il s'est déclaré une métropéritonite, on fait fermer immédiatement l'établissement.

Voilà donc trois règles hygiéniques qui pourront faire plus de bien à elles seules, que tous les médicaments ensemble. 1°. Faire allaiter par leurs mères les enfants dans les huit ou douze premiers jours qui suivent l'accouchement; 2° Leur faire faire des injections fréquentes; 3° Les placer dans des conditions de salubrité aussi grandes que possible.

CHAPITRE V.

DES SOINS A DONNER A L'ENFANT.

§ I.

Des soins à lui donner immédiatement après sa naissance.

Il ne me reste plus que quelques mots à dire sur l'enfant. Au moment où il sort du sein de sa mère, il peut se présenter sous deux aspects bien différents, ou bien il est pâle, anhémique, ou bien il est rouge foncé, presque cramoisi. S'il se présente sous le premier aspect, il faut lier immédiatement le cordon; si, au contraire, il se trouve dans des conditions opposées, on ne doit pas le lier tout de suite, mais laisser couler une quantité de sang qui variera suivant l'état dans lequel il se trouvera; puis, quand on aura jugé qu'il en aura perdu en assez grande quantité, on posera la ligature.

Chez le premier, en effet, la moindre perte de ce liquide, peut amener le syncope et la mort; chez l'autre, au contraire, une asphyxie ou une congestion est à craindre, et le meilleur moyen, sans contredit, de la faire disparaître, c'est d'enlever à l'enfant un peu de sang.

Comme toute personne peut se trouver dans la nécessité de lier sans médecin le cordon d'un enfant, il est donc aussi de mon devoir d'indiquer ou on doit le lier; cette ligature doit être pratiquée à trois travers de doigt de l'anneau ombilical. Il ne faut jamais la faire plus près, parce qu'en négligeant cette précaution, on pourrait lier en même temps une portion d'intestin, et par conséquent déterminer la mort de l'enfant.

§ II.

Des soins à donner à l'enfant après la naissance.

L'enfant est séparé du sein de sa mère, il reste maintenant à le débarrasser des enduits plus ou moins graisseux dont son petit corps se trouve chargé; pour le faire, on imbibe d'huile un morceau de flanelle avec lequel on le frotte. Dans les hôpitaux, on se sert tout simplement de cérat; quand il en est couvert, on l'essuie, puis on le met au bain. Ordinairement ce bain est fait avec de l'eau tiède, quelquefois avec du vin, lorsque l'enfant est excessivement faible; puis, on procède à sa toilette, on l'emmaillotte; maintenant qu'il est emmailloté, il ne m'appartient plus, et il rentre dans l'histoire de l'homme que nous avons déjà traitée dans la première partie de cet ouvrage. Ma tâche est donc terminée; mon plus grand désir est qu'elle soit de quelque utilité.

TABLE DES MATIÈRES.

DEUXIÈME PARTIE.

MATIÈRE DE L'HYGIÈNE.

Section I. — Circumfusa.

Section II. — Ingesta.

Section III. — Applicata.

Section IV. — Gesta.

Section VI. — Genitalia.

Amiens. — Typographie de CARON et LAMBERT.

NOUVEAUX

ÉLÉMENTS D'HYGIÈNE

MIS A LA PORTÉE DE TOUT LE MONDE

Par Ch. JUDÉE

DOCTEUR EN MÉDECINE DE LA FACULTÉ DE PARIS

Ancien aide de clinique

Professeur de Physiologie

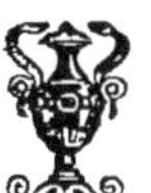

AMIENS

TYPOGRAPHIE DE CARON ET LAMBERT

PLACE DU GRAND-MARCHÉ

8° Tc
289

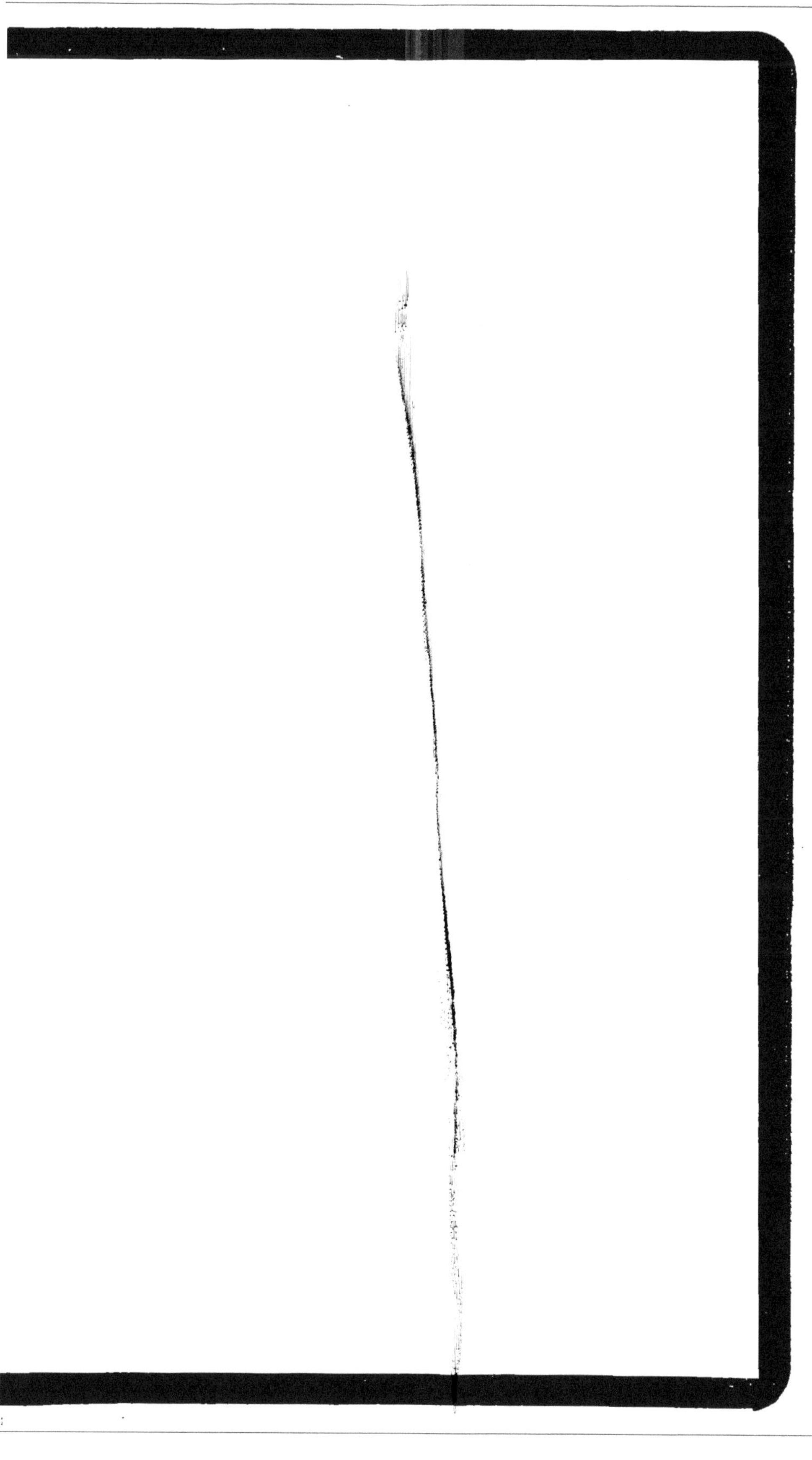

www.ingramcontent.com/pod-product-compliance
Ingram Content Group UK Ltd.
Pitfield, Milton Keynes, MK11 3LW, UK
UKHW012159240726
13966UKWH00002B/460

9 782011 784704